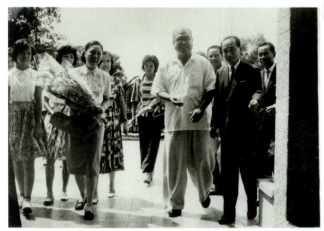

◀ 北京协和医院中医科史济招教授应邀到柬埔寨给西哈努克国王会诊

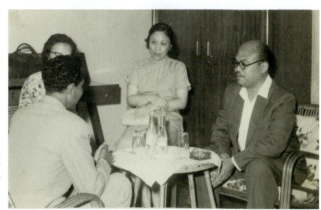

▶ 北京协和医院中医科史济招教授为柬埔寨西哈努克国王会诊

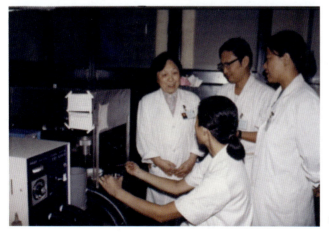

◀ 史济招教授指导中医科实验室工作

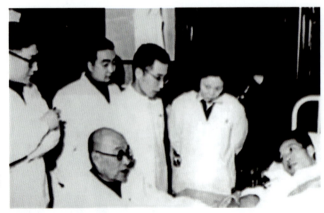

▶ 随京城四大名医
施今墨学习

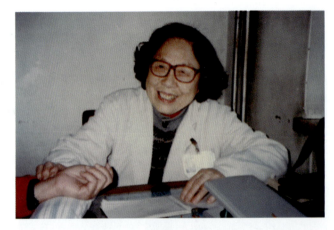

◀ 史济招教授在门
诊看诊

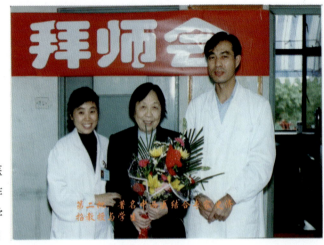

▶ 第二批全国老中医
药专家学术经验继承工作
指导老师史济招教授与学
术继承人徐慧媛、齐贺斌

北京协和医院

史济招

临证实践录

徐慧媛 齐贺斌 编著

中国医药科技出版社

内 容 提 要

史济招教授是中西医结合肝病专家，尤以擅用补中益气汤为长。其秉"尊古而不泥古，创新而不离宗"之理念，融中西之所长，取各家之精华，活人无算。本书集史济招教授学术思想、专病经验、方药心得及临床验案于一身，可以管窥史济招教授之所长，临床医生必有所获。

图书在版编目（CIP）数据

北京协和医院史济招临证实践录 / 徐慧媛，齐贺斌编著 . — 北京：中国医药科技出版社，2018.1
ISBN 978-7-5067-9908-9

Ⅰ . ①北… Ⅱ . ①徐… ②齐… Ⅲ . ①中西医结合—临床医学—经验—中国—现代 Ⅳ . ① R2-031

中国版本图书馆 CIP 数据核字（2018）第 013188 号

美术编辑 陈君杞
版式设计 也 在

出版　中国医药科技出版社
地址　北京市海淀区文慧园北路甲 22 号
邮编　100082
电话　发行：010—62227427　邮购：010—62236938
网址　www.cmstp.com
规格　710×1000mm $\frac{1}{16}$
印张　13 $\frac{1}{2}$
字数　198 千字
版次　2018 年 1 月第 1 版
印次　2018 年 1 月第 1 次印刷
印刷　大厂回族自治县彩虹印刷有限公司
经销　全国各地新华书店
书号　ISBN 978-7-5067-9908-9
定价　**36.00 元**

赵　序

　　史济招教授是我院资深医学专家，曾获国务院政府特殊津贴、全国"中西医结合贡献奖"、国家老中医药专家学术经验继承工作指导老师荣誉。史济招教授1941年毕业于上海医学院，1953年到北京协和医院内科工作，在张孝骞教授指导下成为一名出色的消化内科医师。然而为了响应国家号召，她毅然走上了中西医结合的道路。1958年，史济招教授赴卫生部西学中班系统学习中医理论基础及经典著作，并跟随著名中医学家任应秋、李重人、陈慎吾等名师临证多年。后克服重重困难，组建了我院中医科，取得了很多成绩，是我院中医科的重要奠基人。

　　史济招教授倡导中西医结合，主张西医辨病，中医辨证，辨病辨证相结合，注重活血化瘀，根据临床经验研制出的"活血片"，使成千上万的病人受益；提出慢性肝炎病人常常合并瘤及瘤样增生的观点，受到国内外医学界的关注。史济招教授不仅医术精湛，而且医德高尚，深受病人好评。

　　本书作者徐慧媛、齐贺斌两位学者，将史济招教授零散病例归纳总结，从实践经验推及理论认识，如实系统反映了史教授的临床诊治经验和学术思想，并辅以方药心得，对中医的传承、中医现代化及中西医结合工作，具有促进作用，希望广大读者能够从中受益。

北京协和医院院长　
中国科学院院士

梁 序

　　丁酉梅月，朔风送衣。由徐慧媛、齐贺斌撰写的《北京协和医院史济招临证实践录》即将付梓。该书集史济招教授成才之路、学术思想、用药经验及临床验案于一身，字里行间闪烁着史老学术思想的光芒，同时也凝聚着两位传承者的心血，值得同道及学生静心阅读和深度思考，相信一定会从中得到启迪和提高。

　　史济招教授毕业于上海医学院，1953年调入北京协和医院内科，曾得到名师张孝骞的指导和培养，确定肝胆病为其研究方向。1955年北京协和医院成立中医科办公室，史济招教授受党委委派，脱产学习中医两年，学成归来，于1961年中医科正式挂牌。她作为中医科的主要创始人，尽心竭力，运筹帷幄，扩大门诊，组建病房，创建血液流变学实验室，全面规划学科发展。可谓辟径拓荒，一代先驱；筚路蓝缕，玉汝于成！

　　史济招教授秉"尊古而不泥古，创新而不离宗"之理念，融中西同道之擅长，取各家学说之精华，致力于慢性肝病的研究，专注于补中益气汤的新用。医治病人无数，深得病人信赖。她博极医源，精勤不倦，临床发现慢性肝病合并瘤及瘤样增生，结合临床经验，研制了"活血片"，对慢性肝病合并瘤及瘤样增生等疾病的治疗取得了良好的效果。先后发表论文数十篇，主编及参编的书著十余部。曾任卫生部（现为国家卫生计生委）科学技术委员会委员、中国医学科学院学术委员会委员、中华中医药学会理事、中国中西医结合学会常务理事等学术职务。先后获得"国务院政府特殊津贴""中国中西医结合三十年贡献奖"等荣誉。是谓宝剑锋从磨砺出，梅花香自苦寒来！

　　史济招教授为弘扬传统文化，传承中西医结合事业，鞠躬尽瘁，乐以忘忧。作为学术继承指导老师，授业解惑，不遗余力。认真履行职责，亲自传授经验，耐心指导临床，认真批改病案。并将自己的临床经验总结归纳，提炼升华，出版了中英文对照《中医辨证100例》。晚年秉烛之明，弘扬国粹，传承文化。为美国国家图书馆800部中医古籍进行了编目，为罗希文英译的《伤寒论》进行了校对，为中医药走向世界做出了杰出的贡献。

　　徐慧媛和齐贺斌两位学者，长期从事中医及中西医结合临床工作，虽已学业有成，但仍不断求索。随师学习三载，勤于临床，刻苦钻研，年积月累，集腋成裘。在老师期颐诞辰之际，奉上《北京协和医院史济招临证实践录》这一学术专著，以此告慰老师在天之灵。可喜可贺！

　　全书内容丰富，文笔流畅。共为四个章节，第一章节是史济招教授的学术思想，诠释了老师敬畏生命的医学感悟。第二、三章节是史济招教授专病经验、用药特色及临证验案，总结了老师治疗慢性肝病及内科疑难杂症的临床疗效。体现了老师中西合璧的临床思路及用药如用兵的临证方略。第四章节表述了史济招教授如何成为医学大家和临深履薄的敬业精神。

　　作为中医科的一员，曾亲身感受史教授对年轻医生的无私关爱，也曾侍诊案侧跟随史教授抄方学习，也曾亲眼目睹史教授对病人的大医仁心，也曾亲耳聆听史教授的英文授课。在我的心中她老人家就是一座难以企及的高山，令人仰止。承蒙恩泽，感佩于心，谨书片言，权以为序。

北京协和医院中医科主任

2018 年 1 月 10 日

前 言

时光荏苒，岁月匆匆，吾师著名中西医结合专家史济招教授驾鹤西去已有九载，然老师之音容笑貌常常出现在编者眼前，其所赐予编者的行医道义、临证经验更是时时指导编者，并屡见卓效。每见获益病人之笑脸，编者就会从内心感到自豪。老师的无私赐教，使我们得以今天的成熟。

老师毕生倡导中西医结合，为中西医结合事业做出了突出的贡献，是中西医结合研究会（现为中国中西医结合学会）第一届常务理事；曾任中国科协中医组委员，卫生部（现为国家卫生计生委）科学技术委员会委员，《中华内科学杂志》《中医杂志》英文版、《中国中西医结合杂志》《中国医学科学院院报》编委、顾问等职。1992年获国务院颁发的政府特殊津贴荣誉。2001年获全国"中西医结合贡献奖"。1997年被批准为国家老中医药专家学术经验继承工作指导老师。今在老师诞辰百年之际，怀着对老师的缅怀之情、感恩之意，编者将老师学术思想、专病特色经验、临证方药心得以及有效案例梳理成册，以供杏林同仁分享，造福更多病人。

本书共分四个部分。第一部分介绍史济招教授学术思想。突出了史济招教授中西合璧，注重中医辨证论治、整体观，主张辨证与辨病结合，提倡在中医辨证基础上参考西医诊断及实验室指标变化，将中医"四诊"与西医查体、现病史描述相结合。在处方严格遵守中医辨证施治原则的同时，参考方、药的现代药理作用。第二部分介绍史济招教授对某些难治疾病尤其是慢性肝病的诊疗经验。史济招教授是中西医肝病专家，对慢性肝病的中西医结合诊治具有丰富的临床经验，并对慢性肝病的肝外症状治疗颇有建树，其提出的慢性肝病合并瘤及瘤样增生的学术观点受到国内外的关注。第三部分是史济招教授临证常用方剂及自拟方的应用经验。史济招教授十分推崇大医学家李东垣，对其组创的补中益气汤的产生背景、立意应用理解颇深，结合现代医学对该方的研究认识，拓宽思路，将补中益气汤变通化裁应用于多个系统、多种疾病的治疗，中医"异病同治"的思想展现淋漓尽致。此外，本部分还记载了史教授师古参今所拟的自拟方，尤其是其研制的"活血片"多次展现了中医的神奇，令西医专家也为之赞叹。第四部分简述了史济招教授的成才之路，史济招教授在医学之路中历经坎坷，披荆斩棘，不断探索中西医结合之道，在中西医结合事业中取得了显著成绩。

由于学生才疏学浅，水平所限，对老师的渊博学识，悟性不及，必有疏漏之处，希望读者，给予指正批评。

本作能如期面世，特别感谢我的学生刘奕和张华。她们为本书的排版、校样等方面做了大量的工作，刘奕更是竭尽全力，谨致谢忱！

编　者

2018 年 1 月

❀目录❀

第一章　学术思想

史济招教授毕生致力中西医结合事业，勤于临床，重视实践，提倡科研为临床服务，善于将中医辨证论治和现代医学诊断相结合，所发表的近百篇医学论文，均有很高的学术价值。她用毕生心血为中西医结合做出最大的努力，获得了"中国中西医结合三十年贡献奖"。

在从医近 70 年的历程中，尤其是从事中西医结合事业以来，史济招教授逐渐地形成了其独特的学术思想、积累了丰富的临床经验，为我们留下极其宝贵的医学财富。

笔者有幸侍诊于史教授左右数年，受益匪浅。追其学术思想从以下几个方面体现。

一、中医思维用中药

1. 以藏象理论遣方用药

中医藏象学说是中医学的基础，中医辨证论治与整体观是中医的特色与精华。史济招教授认为致病因素多而复杂，作用于结构复杂的人体，通过人体各脏腑的反应性而表现出来，这就是中医的"证"。"证"是人体疾病时的反应状态。由于人体各脏腑、经络是一不可分割的整体，生理上相互联系，病理上相互影响，故而所产生的证也绝不是孤立的。而由于个人体质及反应性存有差异，自然、社会环境的不同，使临床证候表现千变万化。临诊医生要有整体观念，掌握各脏腑、组织及经络之间的关系，熟悉自然及社会环境状况，进而详辨其证。这个追其疾病本质的过程就是辨证的过程。辨证是指导立法用药的关键环节，也是中医学的特色与优势。因此，史济招教授强调必须牢固掌握中医学的基础知识、严格遵守中医辨证论治的基本原则。

从另外一个角度来看，疾病的发生在于正邪相争，双方相对太过或不及产生了疾病，治疗的方法就在于调整抑制太过或补充扶助不及。即使西医一时诊断不清，或是没有好的治疗方法时，根据中医的辨证论治理论，也可以进行校正移偏，稳定正气，在一定的时间内也可以起到稳定病情和提高生活质量的效果。

史济招教授临证主张辨证论治与整体观，反对脱离中医理论以药或方套病，坚持以中医理论指导辨证组方投药。如中医学有"见肝之病，当先实脾"之说，就是运用中医脏腑学说指导临床的具体体现。因此在诊疗肝病时，史济招教授十分重视调理脾脏功能，常选补中益气汤加减治疗慢性肝病，就是"当先实脾"的具体运用；又如中医有"肺与大肠相表里"之论，史济招教授在接诊肺系疾病病人时经常反复追问大便情况，认为保持大便通畅对促使该病痊愈有着重要意义。实践中也确实发现肺系疾病与消化系统存有一定关系，如呼吸道疾病往往合并大便性状的异常。有人从肠道郁滞或燥结的大鼠模型中观察到，肺脏存有明显的病理变化，有肺泡巨噬细胞死亡率升高的表现。从而证实"肺与大肠相表里"之理论是客观存在。

史济招教授反对以药或方套病，还体现在坚持审因治病的辨证论治观念。如有一反复发生乳腺结节合并慢性肝炎病人，西医进行过5次手术治疗，因又有新的结节出现而不愿再接受手术治疗，故前来求治，史济招教授运用中医理论辨证，分析了本病发生的机制，认为本病由肝气郁结，气滞血瘀，肝乘脾弱，脾虚生痰，气、血、痰互凝所致。故予疏肝理气，健脾化痰，活血化瘀，软坚散结之法。药用黄芪、党参、升麻、柴胡、当归尾、白芍、红花、赤芍、丹参、川芎、夏枯草、陈皮、鸡血藤、王不留行。服上方30剂后，病人病情改善，胁痛消失，乳核变小。嘱取原方共研细末，水泛为丸，如绿豆大小，每日服2次，每次6g。1年后复查，未见乳核再发，精神体力均好。随访多年，乳核未见复发，避免了第6次手术。又如史教授治疗慢性胃炎，根据临床表现将该病分为寒热错杂型、虚寒型、脾胃气滞型、脾胃湿热型4型，分别用平胃散加萸连、黄芪建中汤加萸连、补中益气汤加枳朴、柴平煎加枳连加减治之，疗效甚佳。又如史教授根据喉源性咳嗽的临床表现将其分为风寒犯喉、瘀血阻滞、脾虚气陷、禀质特异4型，分别立宣肺散邪法、活血化瘀法、健脾益气法、脱敏敛肺法治之，收到很好的疗效。再如干燥综合征以口、眼发干为主要症状，故传统认为该病多为阴虚所致，但史济招教授观察到此病除"干"以外，病人多伴有乏力、纳差。临床中此病由气虚或气阴两虚所致者并非少数。故运用益气为主治之，确收良效。即使阴虚证候为主，在治疗该病时根据气血津液的相互滋生关系，佐入益气之方或药物均可提高疗效。

史济招教授根据多年的临床经验总结出很多治疗疑难之症的自拟方，这些自拟方都体现了史教授遵守辨证原则，重视中医脏腑学说的思想。如根据肺、大肠、脾三脏腑的相关理论，组拟"止咳化痰汤（桔梗、贝母、冬瓜仁、薏苡仁、陈皮、甘草）"。方中桔梗开提肺气，祛痰止咳；贝母润肺止咳，清化痰热，并有开郁散结的作用，对于痰液黏稠，不易咯出者尤其有效。此二药为直接作用于肺而择。而选用药性寒质润，归肺、大肠经的冬瓜仁，便是受"肺与大肠相表里"理论的指导。该药上清肺热，下导肠积，同时兼益胃气，性质虽寒，但不败胃气。另根据"肺为贮痰之器，脾为生痰之源"之理论，加薏苡仁、陈皮、甘草健脾补肺化痰。陈皮可使呼吸道分泌增多，有稀释痰液的作用；加甘草补脾润肺解毒，对葡萄球菌、绿脓杆菌等有抑制作用。三药配合既止咳化痰，祛肺中有形之痰，又能通过健脾，而使水湿得以运化不再产生新的痰液，如此组方合理，因果顾全。史教授自拟方还有"活血片""诃子清咽利音汤"等，可见史济招教授对中医辨证论治原则运用之娴熟运用。

2. 百病不离脾胃

史济招教授秉承"金元四大家"之一李东垣的学术思想，并发挥东垣的脾胃学说。认为诸证百病之所生，都与脾胃之气密切相关。

疾病发生的重要原因与机体正气相对不足有关，即"正气存内，邪不可干"。而人体正气的生成源于水谷之精微，赖于脾胃受纳、运化、输布之功能。因此诸病之根本皆与脾胃有关。气血是维持人体生命活动的基本物质。气有元气、宗气、营气、卫气和五脏之气。元气依靠脾胃之气不断补充填继；宗气的重要组成部分亦是脾胃运化而来的水谷精微；营气和卫气也是由水谷之气所化生，营在脉中，卫行脉外；《灵枢·决气篇》："中焦受气取汁，变化而赤是谓血。"《济阴纲目》："胃中水谷之清气借脾运化成血。"脾又有统摄血液的功能，使血液在脉管中正常运行而不溢于脉外，《难经》中称"脾裹血"。"气为血之帅，血为气之母"，气血循环亦离不开脾胃的功能。所以机体活动所需的营养物质供给均离不开脾胃的作用。由此可见，生命延续之源在于脾胃健运。如若脾胃功能一旦出现障碍就会使机体失去平衡、矛盾对立而导致病变。如李东垣提出"诸病由脾胃生"，认为"其中变化，皆由中气不足，乃能生发耳""脾胃之气既伤，而诸病之所由生也"。更有重视脾胃功能者说"有胃气则生，无胃气则死"。另外，脾主肌肉四肢，开窍于口，其华在唇，在志为思，在液为涎。说明脾与上述组织器官及生理功能也有密切关系。由此看来，脾的生理功能广泛，故有"后天之本"之论。因此，史济招教授主张防治疾病皆应从脾入手。

现代医学对藏象学说之脾胃的研究很多。多数学者认为中医脾胃不仅指消化系统，即从口腔起的整个消化器官的大部分功能活动，同时还包括免疫、内分泌、血液等更多系统。如肾、肾上腺皮质、心、肺、某些内分泌腺体、免疫调节系统等生理功能均能在脾的功能中体现。通过认真实践，史济招教授发现，当上述这些器官及系统发生某些病变，临床症状表现为脾胃不足症状时，采用"健脾益气""调理脾胃"等治疗法则，除脾胃证候得以改善或治疗，对这些器官及系统本身也有治疗作用。另外，现代免疫药理学研究认为一些补脾气药如人参、黄芪、甘草不但能改善脾胃消化吸收功能，还从整体上调节神经－内分泌－免疫网络，从而提高抗病能力，促进康复。因此史济招教授十分强调脾胃之气在人体生命活动中的价值，重视脾胃之气在疾病发病过程中的作用，逐步形成了"诸证百病与脾相关"的学术思想，治疗疾病多从脾胃入手，在防治疾病方面也不忘顾护脾胃，均取得了较好的临床效果。

脾宜升则健，史济招教授注重脾的升清功能，脾胃消化饮食五谷，将其化为营养物质即水谷精微与津液，然营养物质能被机体利用，则靠脾的升清作用。有研究证实补中益气汤中若无升麻、柴胡或被替代，则补中益气汤会失去其升阳作用，进而降低功效。因此，补脾不能忽视升阳。史济招教授常用补中益气汤治疗慢性肝炎、慢性胃炎、消化性溃疡、结肠炎等；对于气短，乏力，咯痰不爽的慢性咳嗽（慢性支气管炎、支气管扩张）也常用补中益气汤加减以培土生金治其病本；某些皮肤疾患尤其皮损处有渗出物者从脾着手治疗，取其升阳燥湿功效，使湿气得以吸收，皮损得以修复。脾主升还体现在统血的功能上，对于以血尿为主的慢性肾炎或月经量多以及各种原因的紫癜，史教授也用补中益气汤治疗，均取得了很好的疗效。

脾胃同居中焦，生理上相互配合，病理上相互影响，脾宜升则健，胃宜降则和。若胃腑传导失职，水湿五谷则滞于中焦，胃不能正常纳谷与腐熟，必然会影响脾的运化；若脾不能健运，也会影响胃的纳谷与腐熟。因此，临床上常为脾胃同病。《素问·阴阳应象大论》说："清气在下，则生飧泄；浊气在上，则生䐜胀。"在治疗脾胃病时史济招教授主张升降同方，补散相益，多用补中益气汤、黄芪建中汤、平胃散、柴平煎为主方加减治之。以辛开苦降为立意将辛、苦之药合为一方，气机畅通，脾气升举，胃气和降，脾胃则安，诸病即缓。

3. 流水不腐，户枢不蠹

气血平和，体健无恙；若气血失调，则体质虚弱，病邪易入。气多以人体各组织器官的生理功能为表现形式，气为血帅，气虚则帅血不利而导致血瘀，所以血瘀证在各组织器官的生理功能障碍时均可出现，只是程度轻重而已。从西医的观点出发，不少慢性病都存在微循环障碍，因此，史济招教授在益气的同时不忘活血。

史教授将活血药分为活血养血类如当归、鸡血藤、丹参；活血化瘀类如桃仁、红花、赤芍、益母草、川芎；活血逐瘀类如三棱、莪术；活血止血类如茜草、三七、蒲黄、大小蓟；活血散结类如王不留行、穿山甲等，五类，应用时一定要针对疾病辨证选药。史济招教授所创立的活血片（由桃仁、红花、茜草、鸡血藤、陈皮、丹参、川芎、山楂等组成）与益气方药伍用治疗多种慢性病如慢性肝炎、慢性肝病合并血管栓塞性疾病、冠心病、慢性肾炎、真红细胞增多症、强直性脊柱炎、红斑狼疮、颜面黄褐斑等，均能取得较好的临床疗效。

二、衷中参西，中西互补

史济招教授从事中西医结合工作50余年，深刻领悟到"中国医药学是一个伟大的宝库，应当努力发掘，加以提高"的深刻意义，更理解"要以西方的近代科学来研究中国的传统医学规律，发展中国的新医学"的内涵，并进行了不懈努力。史济招教授运用中医的整体观念、辨证论治的思维模式，结合西医诊断，在临床医疗与研究中起到很大的作用。

1. 提倡中西医优势互补

史济招教授认为，中医和西医是在不同历史条件下产生的，由于受到诸多因素的影响和限制，形成了一些不同的理论体系。尽管如此，中西医之间仍然有着共同的研究基础和结合点。这个基础是人体，点就是疾病。

中医是宏观整体性医学，动态地观察人体局部疾病变化与整体的关系。强调疾病预防、诊断及治疗与人体自身、与自然、社会环境的整体性。西医诊治疾病重视客观依据，无论是在疾病的诊断，还是疗效判定都有一定的客观数据衡量。客观数据不受人们的主观意识干扰，能够真实地反应疾病本质。如果传统的中医学能发挥整体观念、宏观调控的优势，结合西医先进的检测手段明确疾病本质，就会在施方遣药时，有的放矢，容易收到好的疗效。同样，西医吸取中医整体观、辨证论治的理念，也会提高治疗疾病的有效率。这就是取中西医之所长，补中西医之所短，中西医互补，中西医结合。

2. 强调"四诊"与查体并举

史济招教授一向强调，作为一名对病人负责的临床中医医生，除熟练运用中医"四诊"外，还必须对病人进行全面查体。

关于"四诊"，史济招教授更重视"问诊"。视"问诊"与西医描述现病史同等重要。史济招教授不赞同"病家不用开口，便知病情如何"的说法。而是从中医整体观念出发，结合西医采集病史的方式，千方百计地启发病人详述病情。注重问诊，从不满足于病人"正常"或"不正常"的笼统回答。有些时候，病人认为不重要的症状或自认正常表现，对于中医医生来说也许是辨别疾病本质的重要信息。如，曾有一湿疹病人前来就诊，问其是否有疲倦感，大便性状如何。病人回答："我治皮肤病，别的没毛病。"但通过外院的诊疗手册的记录了解到该病人已用清热解毒利湿中药治疗多日，病情无任何改善。根据此次问诊，史教授发现病人有疲惫、便溏等全身性症状，故认为本证为脾气虚弱，湿邪阻滞，郁而化热，致皮肤瘙痒。遂予益气化湿清热方药，病人仅服 2 周，瘙痒消失，皮肤变平，纹理逐渐恢复正常。

中医之切诊包括"脉诊"和"按诊"，按诊相当于西医的触诊与叩诊，但大多临床中医师忽视了按诊，似乎中医诊病也就是把脉开药，而史济招教授坚持脉诊与查体相结合。如，一位因反复胃脘不适，食欲不振，自以为是"胃炎"的病人，经史济招教授查体发现脾大，腹水征（+）。通过进一步实验室检查而诊为肝硬化。另外，由于疾病临床表现错综复杂，当遇到脉与症状、体征不符时，史济招教授更主张以临床症状和查体资料为主要诊治依据。

3. 主张辨病、辨证相结合

史济招教授在临床医疗实践中重视辨证与辨病相结合，主要反映在两个方面：一、中医辨证和西医辨病并举；二、中医辨证论治，结合西医辅助检查。

辨证准确和诊断明确是正确施治的前提，中医辨证和西医诊断，在中医临床中同等重要。中医立法处方时参考西医诊断，是提高临床疗效的重要环节之一。例如，有一病人慢性腹泻 11 年，体重由 128 斤下降至 90 斤，曾在多家大医院进行多方面检查，均未得出明确诊断。病人面色萎黄，形体消瘦，乏力，舌淡，苔薄腻，脉滑。中医辨证为脾虚夹湿。投健脾化湿中药，腹泻仍不见好转。史教授仔细询问其发病过程，病人提供曾在一次进食油腻后连续稀便 6 次，服小檗有短暂效果。根据病人提供的情况，考虑该病人可能是胆系疾病导致的泄泻，遂行十二指肠引流检查。结果：第二、第三部分胆汁中可见大量成堆脓细胞，培养有大肠杆菌，即诊断为胆道感染。结合西医诊断，修正中医治则，投用临床实验已证实对胆道感染有效的中药方剂茵陈蒿汤合健脾燥湿的平胃散治之。病人仅服 10 剂，大便正常，面色日见红润，体力逐日有增。后又坚持服用茵陈蒿汤加金钱草，以继续加强消炎利胆，巩固疗效。2 周后病情稳定而停药。随访 2 年，病情无反复。

临床上常有一些通过体检而发现疾病的病人，因无临床症状而使中医证候辨证受到限制即"无证可辨"的病人。这种情况下，参考西医诊断进行辨病治疗尤为重要。如，有些高脂血症、脂肪肝的病人，常在体检时发现。此时，史济招教授认为可以根据实验室指标指导用药。如治疗高脂血症常选泽泻、茵陈、蒲黄等具有降脂作用的中药；肝功异常者给予具有降酶作用的以五味子为主药的自制中成药五味养肝丸，往往收效甚佳。

4.重视方药的现代药理作用

史济招教授认为参考现代药理研究遣方用药，可以提高临床疗效，并能扩大方药的临床应用范围。如，有研究证实补中益气汤对多种疾病具有防治作用，它可调节胃肠功能、促进或改善机体造血功能、调节机体免疫功能、保护肝细胞、对肿瘤治疗有辅助作用等。故此，史济招教授将补中益气汤用于治疗多种疾病，并结合中医辨证加减药味，病人都获得较好的疗效。如某些清热解毒中药具有抗炎作用，在治疗感染性疾病时，常将其加入处方中；又如某些具有降血脂作用的药物也常被用于治疗脂肪肝、肥胖症等。另外，史济招教授十分关注对肝、肾功能有损伤的中药的相关报道，选择慎重，尽量不用或少用。

三、注重临床疗效观察

史济招教授常告诫我们作为一个临床医生应立足于为病人治病，应以疾病为主要研究对象，要注重临床疗效观察。而进行疗效观察的重要手段之一是随访病人和通过对整个治疗过程的回顾，找出发病和用药规律以完善或指导今后的治疗。因此，史教授主张除对临床大样本观察研究外，对个案或特殊病例的随诊及回顾性总结也有着实际意义。

如一确诊为真性红细胞增多症，脾大平脐的病人，经用西药白消安为主治疗6年未愈，后经史教授用益气活血中药治疗后，血常规恢复正常，脾亦回缩正常。当时她认为取得如此疗效主要是中药起的作用，并进行了总结。4年后病人病情反复，红细胞计数及血红蛋白波动且逐渐上升，再用以往方药，疗效不满意。反复分析当时治疗情况，发现白消安在治疗中也起到了一定的作用。于是修订了治疗方案，加用了白消安治疗，血常规很快恢复正常。随访又已多年，病人病情稳定，血常规正常，肝脾不大。还有一例结肠癌术后广泛肠与肠系膜粘连，无法进行二次肛肠吻合术和另一例慢性阻塞性肺病伴风湿性心瓣膜病，因肺活量极低不能进行心瓣膜手术的病人，根据中医辨证，立法处方后，2例病人均顺利完成了手术。分别追踪观察16年、8年，两人健康状况良好，且能承担日常工作。为便于疗效的观察，便于随访，史济招教授对每一位病人，尤其是慢性病人做到了询问病史全面，查体仔细认真，治疗记录求实。

另有一位外地强直性脊柱炎病人，经史济招教授治疗后，临床症状得以缓解。但史济招教授没有放松对该病人的随诊，继续随访，还为病人寄去邮票以便病人回信。病人回当地后病情确实一度出现反复。史济招教授仔细分析病情，修正治疗方案，一直随访10年之久。通过该病例的疗效观察，史济招教授总结出强直性脊柱炎的中医治疗思路与方法，以供同仁参考。

四、主张科研服务于临床

史济招教授主张临床医生搞科研不能脱离临床，学会根据临床实践中发现的问题设计科研课题，以达到科研为临床服务的目的。而临床不具备实验室条件的情况下，积极借鉴文献或他人的实验成果进行探讨疾病的本质，也是一条临床科研的途径。

史济招教授在长期临床工作中，发现某些肝病病人临床表现血瘀证比较突出，便设计了肝病与血液流变学关系的研究课题，首次对慢性肝病中医宏观的证型进行的微观研究。发现肝病病人的血液流变性与肝病类型、中医证型密切相关。如慢性肝炎血液黏度升高，而肝硬化的血液黏度降低；从中医证型来看气滞血瘀型、气虚血瘀型和肝气郁结型病人血黏度升高为多，而阴虚型和血虚型肝病病人血黏度降低较多。这一研究结果，为国内外肝病研究者提供了很高的参考价值。提示同一种疾病，由于证型的不同，病理基础可能存有差异。为投方用药思路提供了指导，也为中医之"同病异治"理论找到了客观依据。

在门诊治疗中，史教授发现不少排除了结核、风湿、潜在感染等而被诊为"不明原因低热"或"功能性低热"的病人症状很像肝病，但一般查体及肝功能检查又不能肯定病人发热是肝炎所致。为探讨低热的原因，使之得到针对性的治疗，史教授对52例低热待诊的病人进行肝穿活检检查，同时作了较详细的实验室检查，包括肝功检查、十二指肠引流液检查。结果 52 例肝穿活检均证实了慢性肝炎的诊断，而其中出现 ALT 升高中仅有 8 例，TFT 异常的有 4 例，十二指肠引流液 C 部胆汁中偶见脓细胞者仅 3 例。提示发热的确与肝病有关。为探讨其本质，史教授翻阅美国医学杂志刊登的文章，有学者发现原胆烷醇酮及孕烷醇酮静脉注射或肌肉注射均可致热。如果将原胆烷醇酮经醋酸处理成为原胆烷醇酯时则失去致热能力。周期性发热的病人存在发热时血中出现原胆烷醇酮，热退时则消失的现象，而正常人血中原胆烷醇酮呈阴性。又有学者在肝硬化发热的病人血中也发现原胆烷醇酮出现。因此史教授设想肝病低热是由于类固醇衍生物致热物质在肝脏中酯化不全而不能排出体外，因而滞留于血液中，引起发热。由此可推测慢性肝炎的低热与之有关。这一研究课题，为临床不明原因的发热拓宽诊断思路，避免一些具有肝病的临床症状，而实验室指标不明确的肝病病人产生误诊。充分体现出科研为临床服务的价值。

五、力争中医为世界医学服务

史济招教授是较早提出中医要走出国门者。她常说，医学没有国界，祖国传统医学博大精深，应让世界人民获益；中医学要发掘、要提高，要让更多的外国同仁认同、掌握，应该学会用现代科学术语来表达。为提高中医师的对外交流能力和水平，史教授曾在科里举办了多次中医英语学习班。中医术语国际化，需要在中西医临床结合的过程中逐渐形成，史教授希望更多的同行参与这项伟大的工程中，让中医学造福于世界。史教授在 1981 年 2 月曾应邀赴美国参加中美文化协作，为美国国家图书馆 800 部中医古书编目；1983 年为罗希文英译的《伤寒论》一书校对以供世界学者参考。

在 85 岁之际，史教授用中英两种语言编著了《中医辨证论治 100 例》。成为我国用英文表述中医临床医案的第一人。为中医走向世界做出了突出的贡献。

第二章 专病经验

第一节 慢性肝炎

一、学术观点

史济招教授在诊治慢性肝病时，强调中西医结合，力争中西结合创造出高质量的诊治肝病的有效方法。其学术观点从以下几个方面体现。

1. 西医辨病、中医辨证，应辨病、辨证相结合

中西医理论虽然不同，但可以通过辨病、辨证相结合的方式统一在一个病人身上。辨病绝不是抛弃中医理论而以病套所谓特效药或方，而是借助于西医现代设备及手段，以明确疾病的性质与部位，了解疾病的类型，如病毒性、药物性、酒精性、脂肪性、自身免疫性等等。立足于中医整体观念和辨证论治的特有的诊治疾病的模式，以提高遣方用药的精准性。史济招教授认为只要将辨病与辨证有机地结合起来，尽管慢性肝病的证候复杂，医生做到既辨病又识证，善于从病人的自我描述及望、闻、问、切中得到启发，结合中医整体观，就会找出疾病的主要矛盾，辨别出疾病的主流和本质，依证投方就可获得良好疗效。

慢性肝病多属于中医的"黄疸""胁痛""积聚""鼓胀"等病范畴。多数医家主张按中医的证候治疗。史教授认为病毒性肝炎是西医的病名，其诊断应按西医诊断标准和方法进行。如询问流行病史、疾病过程、体格检查、化验检查等。史教授强调按照西医的方法对慢性肝病加以明确诊断并不是否定中医辨证论治的科学性，也不影响辨证论治的独立性，中医对慢性肝病的辨证，应按中医的理论认识和诊察方法进行，审证求因。

2.借助西医手段，探讨中医本质

史济招教授治疗慢性肝炎能够取得较好疗效的另一法宝是对于疾病本质的不断深入探讨，坚持科学研究，从研究现象开始探讨本质，进一步上升到理论，理论又来指导实践，以此提高临床疗效。由于文化背景、历史条件、思维模式和观察方法的不同，中西医理论各自不同。同一生命过程，中医阐述的是"气""藏象"，而西医阐述的是代谢过程和生理功能。史济招教授认为要想提高诊治疾病的治疗效果就应将中医以整体、宏观把握人体结构变化的特点，与西医以人体组织、器官、细胞乃至更深层次的微观研究以求疾病本质的优势结合、融汇、贯通或互补。在此主导思想指导下，史济招教授曾以观察血液流变学变化的方法探讨慢性肝病的本质。发现不同证型的慢性肝炎病人，血液流变学有着不同的变化。为慢性肝炎的血瘀证本质提供了客观依据。在临证处方用药上起到了指导作用。另有一些不明原因的发热病人，临床症状与慢性肝炎十分相似，但没有肝功能异常的支持。于是采取西医病理活检方法较早地证实了发热与慢性肝炎密切相关。

3.注重气血理论，推崇活血化瘀

中医认为气为血之帅，血为气之母。气血是构成人体的基本物质，人体依靠气血的营养、温煦以维持生机。既病之后，必然会发生气血失调的病理变化。因此，史济招教授在临证中注重气血的变化。主张要明确气血之间相互滋生、相互依附的密切关系：即气中有血，血中有气；气以生血运血，血以养气载气，治疗当调畅气血。

史济招教授推崇活血化瘀，学有渊源，治法有宗。她对王清任在活血化瘀方面的精辟见解与贡献给予高度评价。对《医林改错》中所创的名方补阳还五汤运用自如，得心应手。她认为瘀血的产生不单是血流不畅，还应包括西医所说的炎症即纤维组织增生，治疗时应注意气血相关理论指导配伍。补血方中必须配伍补气药或行气药才能发挥作用。益气药常用党参、黄芪、白术或补中益气汤；行气、理气药常用柴胡、枳壳、陈皮或逍遥散；活血药常用桃仁、红花、茜草、鸡血藤或自己研制的活血片（桃仁、红花、川芎、赤芍、丹参、王不留行、生山楂）。

4.知常达变，见肝之病当先实脾

史济招教授认为慢性肝炎大多由急性肝炎衍变而来。湿热、疫毒是导致急性肝炎的主要原因。急性期以驱邪为治疗的重要环节。然而肝病缠绵，日久必伤正气，即古人所述："邪之所凑，其气必虚。"机体抵抗能力下降，正气相对不足是病情缠绵的关键。此时的治疗应时时注意遵守扶正祛邪的指导思想。《金匮要略》又云："见肝之病，知肝传脾，当先实脾。"因脾胃是后天之本，气血化生之源，营养肝脏之精华来源于脾胃之生化，若脾胃不健，纳化无权，则必然会出现生化无源，肝脏失去营养使肝病越来越严重。相反，肝主疏泄喜调达，有助于脾胃的运化，若肝失调达则影响脾胃运化，脾胃化血失利，则使肝脏无以营养而使病情发展。即肝病必然伤脾，脾病又会损肝，由此可见脾在肝病中的重要作用。故有"见肝之病，当先实脾"之说。这实际也包含了"治未病"的理念。

二、病因病机

史济招教授认为对于任何一种疾病，要想获得好的疗效，必须对其病因病机深入了解。她阅读大量医学文献，根据文献记载和临床观察，认为肝炎的发生与发展与下列因素有关。

1.外感时邪

湿热疫毒之邪气所致。如《素问·六元正纪大论》中记载："湿热相搏，民病黄瘅（疸）。"又如《诸病源候论》指出："因为热毒所加，故卒然发黄，心满气喘，命在顷刻，故云急黄也。"

2.饮食不节

如饮酒过度，过食辛辣油腻之品，食入不洁食物，或饥饱失度，损伤脾胃，湿热内生等。现代医学认为某些病毒性肝炎病因除血液感染，消化道感染也是重要一环，长期与病人共同生活，密切接触，碗筷不分，常易发病。

3. 体虚劳倦

中医认为"正气存内，邪不可干"。如禀赋不足，素体亏虚或劳累过度，或病后体虚，人体正气亏损，卫外不固可招外邪袭入，一旦感邪又无力抗争，正邪留恋，每至病久，缠绵不愈。若伤脾胃，水湿停聚则成鼓胀。现代医学研究证实，病毒性肝炎组织损伤，并不完全是肝炎病毒在肝细胞内繁殖复制的直接结果，而是免疫调节机制异常，机体抵抗力下降所致。

在病机上史济招教授认为肝炎以湿热熏蒸，肝郁气滞，瘀血内阻为发病要点。病毒性肝炎还存在疫毒恋肝的过程。但不管什么原因导致的慢性肝病，肝郁脾虚、气机痹阻是慢性肝病的关键。慢性肝病反复发作，肝功能反复异常，有时出现黄疸。史济招教授认为从临床辨证考虑以黄疸型肝炎和无黄疸型肝炎分类更便于实用，较有临床意义。

对于黄疸型肝炎，中医辨证有阳黄、阴黄的区别。治疗阳黄当宗仲景之法"利其小便"为主，使邪有出路，这是基本治则。如热重于湿，见小便色黄，兼小便黄赤，大便干结，发热口苦、苔黄腻、舌红，脉弦滑，治以清热利湿为大法。选用茵陈蒿汤或龙胆泻肝汤治之。若湿重于热，症见色黄不著，口黏恶心，腹胀纳呆，或大便不爽，头重身困，舌苔白腻或黄腻，脉弦或滑。治以化湿为主，佐以清热法，方选茵陈五苓散加减。

不可否认的是，由于阳黄大多发生于急性肝炎或慢性肝炎急性发作，就诊于西医者为多，久治不愈，形成慢性病便求治于中医。阳黄为主证，阴黄为变证。因此，阴黄多出现在慢性肝病中。究其病因本于湿，湿从寒化，寒湿凝滞，胆汁不能循其常道而行，则发为阴黄。阳黄、阴黄可以随着体内体外环境的改变而互相转化。治疗应把握时机。对于慢性肝病出现黄疸，史济招教授主张无论阳黄、阴黄，扶补正气不能忘。阴黄常以温化凝滞，利湿退黄，活血为法。史济招教授经验方药是以茵陈术附汤加减化裁而成。而史济招教授以"见肝之病，当先实脾"为主导思想，常选补中益气汤加利胆退黄药，如茵陈、赤芍、熟大黄等。对于寒象明显者选加附子，注意用量不宜过大、煎煮时间不低于 30 分钟。

对无黄疸型肝炎则按"胁痛""郁证""湿阻""积聚""鼓胀"等杂病辨证治疗。

三、辨证论治

慢性肝病，症情复杂，给临床治疗带来一定难度，因此各家辨证分型颇多。史教授通过临床实践不断摸索认为慢性肝病多是肝郁脾虚，湿邪留恋，痹阻气机导致一系列病理变化，临床可以分以下几型。

1. 肝郁气滞型

［症状］肝区胀痛，性急烦躁，两胁胀痛，腹胀纳呆，不思饮食，舌苔薄白，脉弦。

［治法］疏肝理气，调和肝脾。

［方药］逍遥散加减。

［处方］柴胡 10g，当归 10g，白术 10g，茯苓 15g，炙甘草 6g，香附 10g，茜草 30g，白芍 10g。

［方药简析］情志不调，肝气郁结，故两胁胀满，性急烦躁。肝木克脾，则腹胀纳呆，不思饮食。本方有疏肝解郁，调和肝脾之作用。方中柴胡疏肝解郁，调达肝气为主药。肝体阴而用阳，肝阴不足易致阳亢，故用当归、白芍养血柔肝，缓急止痛。肝郁气滞，易致血瘀，故加香附、茜草理气活血化瘀。肝病易于传脾，故用白术、茯苓、炙甘草健脾和中。诸药配伍使肝血得养，肝气得舒，脾胃功能恢复，则症状得以消除。若两胁胀痛加郁金；脘腹胀满加厚朴、枳壳；若手足心热或发热加丹皮、地骨皮、山栀子。

📋 **病案举隅**

例：马某，女，55 岁。就诊日期：1992 年 3 月 11 日。

初诊：近 1 年乏力倦怠，懒动懒言，食欲不佳，大便溏泄。近 4 个月发现低热，体温大多在 37.1℃~37.7℃，多在劳后出现。近 2 个月体温升高达 38℃~38.5℃，伴肝区胀痛，口苦、口干喜饮，但多饮后则腹痛腹泻。情绪波动，常觉委屈，易哭善怒，爱生气，两胁胀。曾多方检查均未发现明确发热病因。

［既往］曾有水肿史，当时查肝大，肝功能正常。以后未进行深入检查。

［查体］一般好，心肺（-），腹软，肝肋下 2.0cm，脾及边，舌质偏红，

苔薄白，脉弦。

［辅助检查］ALT 98U/L，总蛋白 64.8g/L，白蛋白 30g/L，球蛋白 34g/L。

［西医诊断］慢性迁延性肝炎。

［辨证］肝脾不和，肝郁化火。

［治法］疏肝健脾，解郁清热。

［处方］逍遥散加减。

柴胡 10g，当归 10g，白芍 10g，白术 10g，茯苓 10g，山栀子 10g，丹皮 10g，香附 10g。7 剂水煎服。

服药 7 剂，体温正常。服至 15 剂时病人自觉良好，肝区已不痛，大便基本成形，偶有便溏。服药 30 剂，复查肝功能，转氨酶已恢复正常，总蛋白 70g/L，白蛋白 38g/L，球蛋白 32g/L。嘱改服丸药加味逍遥丸，每次 6g，日 2 次。2 个月后复查，病人症状消失，情绪稳定。查体(－)，肝功能均正常。

按：本案肝郁气滞，郁久化火，肝气克脾，脾胃不和。故用逍遥散疏肝理气，调和肝脾。加丹皮、山栀子凉血清热解郁。药证相合，疗效满意。慢性肝炎合并发热，出现在临床为多见，有时经多方检查或诊断性治疗，仍不能明确病因，少数病人经肝穿方能确诊。史济招教授认为如果通过详细问诊，认真查体并结合一些化验指标，大多是可以确诊的。西医对此病治疗尚无满意效果，中医辨证治疗大多数有效，随着肝脏病变的好转，发热也会随之消失。

2. 脾虚湿困型

［症状］两胁疼痛，脘腹胀满，倦怠无力，恶心纳差，大便溏薄，口淡口黏，苔白腻，脉弦滑。

［治法］健脾利湿。

［方药］柴平煎加减。

［处方］苍术 10g，厚朴 10g，陈皮 10g，白术 10g，党参 10g，柴胡 10g，黄芩 10g，半夏 10g，炙甘草 10g。

［方药简析］脾为湿困，运化失常，故脘腹胀满，倦怠无力。胃失和降，则恶心纳差。水走肠间则大便溏薄。湿邪中阻，脾胃受困，气机不畅，则胁肋胀满、疼痛，故用苦温燥湿，健运脾胃之剂。方中苍术燥湿健脾，厚朴行气除湿散满，两药皆为苦温，为燥湿健脾的主药。陈皮理气调胃，甘草、白

术、党参和中益气补脾。配伍柴胡、黄芩、半夏，调畅气机和解表里。若脘腹胀闷加枳壳；大便溏泄时加黄连；便前腹痛，便后即止加痛泻要方。

📝 病案举隅

例：吴某，男，40岁。就诊日期：1983年4月20日。

初诊： 低热4个月。年初开始出现乏力，头目不爽，自觉发热，测体温37.1℃~37.3℃。近2个月来波动在37.5℃~38.5℃之间。食欲不振，饭后上腹胀满，口苦、口黏，不思饮水，上腹及两胁胀满，饭后尤甚，胸闷肢重，睡眠尚好。尿色发黄，大便溏软不畅，混有黏液，肛门灼热感。

[既往] 乙肝病史，多次查HBsAg（＋），肝功轻度异常：ALT50U/L，曾查体发现肝脾大。

[检查] 一般情况好，巩膜轻度黄染，浅表淋巴结未及，心肺正常，腹部平软，肝脏肋下3cm，脾恰及，腹水征（－），膝跳反射正常。舌体胖，舌质淡红，苔黄腻，脉弦滑。

[辅助检查] ALT150U/L，DBIL8.55μmol/L，HBsAg（＋），B超肝大，胆、脾、胰未见异常。

[西医诊断] 发热，慢性肝炎急性发作。

[中医诊断] 发热，黄疸。

[辨证] 肝脾不和，湿热内蕴。

[处方] 柴平煎加减。

柴胡10g，黄芩10g，苍术10g，厚朴10g，陈皮6g，茯苓15g，白芍10g，郁金10g，黄连6g，黄柏10g，半夏10g。7剂水煎服。

二诊： 服药1周后，体温正常，食欲改善，上腹胀好转，自觉头目清爽，大便仍溏软，但黏液减少，排便畅通。继按原方服12剂。

三诊： 自述服药后情况更加好转，口苦且干已经消失，肢重缓解，体温正常。舌淡红，苔白微腻。脉细滑。查ALT正常，HBsAg（＋）。

四诊： 为巩固疗效，给予中药3剂共研细末，炼蜜为丸，每服9g，日2次。

[处方] 柴胡10g，黄芩10g，苍术10g，厚朴10g，陈皮6g，茯苓15g，

炙甘草。3剂，研末炼蜜为丸。

五诊：服丸药2个月复诊：无不适，食欲正常，睡眠好，二便正常，体温正常，肝功正常，HBsAg（+）。

按：本例病人患慢性肝炎多年，上腹及两胁胀满，饭后尤甚，胸闷肢重，大便溏软，舌体胖，舌质淡红，属脾失健运，湿困脾土之证；发热、口苦、口黏，不思饮水，便黏，肛门灼热感苔黄腻，脉弦滑，为湿郁化热之证，西医角度为慢性肝炎肝炎急性发作。结合病史，本例以脾虚湿困为本，湿郁化热为标，故方取柴平煎燥湿运脾治其本，加黄连、黄柏清热燥湿治其标；再有茯苓健脾渗湿；郁金、白芍疏肝缓急。治疗后脾健热清，再以柴平煎炼蜜为丸巩固疗效。

3. 血瘀型

[症状] 肝区刺痛，或局部发热感，食少腹胀，面色晦暗。或有痞块，或形体消瘦，或有蜘蛛痣，肝掌，或合并瘤及瘤样增生。舌暗，有瘀斑，脉沉弦。

[治法] 活血化瘀。

[方药] 活血片。

[处方] 桃仁10g，红花10g，川芎10g，赤芍10g，丹参15g，生山楂10g，鸡血藤30g，王不留行10g。

[方药简析] 本方为桃红四物汤衍变而成。在桃红四物汤基础上去掉当归、熟地，加入丹参养血活血，加山楂活血化瘀而不伤正；鸡血藤、王不留行活血通络。若脾气虚配伍补中益气汤以益气活血；若肝郁气滞，兼瘀血配伍逍遥散，理气活血。若只是瘀血而无其他兼证者则可单纯应用活血片。

📝 病案举隅

例1：王某，男，42岁。就诊日期：1996年5月7日。

初诊：全身无力伴体重减轻1年余。1年以来逐渐感觉全身无力，懒于活动，不愿与人交谈，经常感到胸闷，喜叹息，食欲不振。易受惊吓，睡眠不沉，多梦。肝区偶有刺痛，时觉脐周胀痛，矢气不多，无恶心及嗳气现象，体重明显下降。尿频清长，大便次数减少，每 3~5 天 1 次，大便初硬后软，并有便不尽感。

[既往] 5 年前曾患急性黄疸型肝炎，治疗后黄疸消退，肝功能恢复正常。近期未查肝功。

[查体] 面容消瘦，营养较差，面色苍白，表情淡漠，懒言声低。浅表淋巴结未触及。头颈对称，甲状腺不大。心肺（－）。腹平软，肝在肋下 3cm，质地稍硬，脾恰及。下肢不肿。脉沉细，舌质淡暗，苔薄白。

[辅助检查] 血常规检查正常。大便常规正常，大便潜血（－）。HBsAg（＋），HBeAb（＋），HBcAb（＋），ALT 168U/L，血清蛋白电泳：白蛋白 40%，α_1-球蛋白 1.5%，α_2-球蛋白 5.5%，β_1-球蛋白 5.4%，γ-球蛋白 37.6%，总蛋白 64g/L，A/G 比倒置。凝血酶原活动度 45%（正常值 90%~100%）。纤维结肠镜检查提示：回盲下端可见小息肉 3 枚，最大直径大约 1.5cm×1cm。超声检查提示：肝脏结构不均匀，脾脏厚。

[西医诊断] 慢性肝炎，肠息肉。

[辨证] 气滞血瘀，心脾两虚。

[治法] 行气活血，健脾养心，佐以软坚散结。

[处方] 活血片合补中益气汤加减。

桃仁 10g，红花 10g，鸡血藤 30g，王不留行 10g，丹参 30g，黄芪 15g，白术 10g，升麻 6g，柴胡 6g，白芍 10g，香附 10g，陈皮 6g，夏枯草 15g，炒枣仁 15g，炒远志 10g。水煎分服，每日 1 剂。

复诊：服上方汤剂 1 个月后全身情况好转，食欲增进，体重回升，情绪好转，精神振作。ALT 已经降至 60U/L，HBsAg（＋）、HBeAb（＋）、HBcAb（＋）。

继续服上方 2 个月后复查，一般情况非常好，面色红润，体力完全恢复，已经愿意参加社会活动。

[查体] 肝未触及，脾仍然恰及。转氨酶恢复正常，γ-球蛋白 22%（已经接近正常）。纤维结肠镜检查提示：已经有 2 个息肉消失。劝病人继续服上方汤剂 1 个月后复查。

9 月初来复查知纤维结肠镜检查提示：原仍然未消失的息肉已经缩小到米粒大小。嘱不改方再服汤剂 1 个月后取该方 6 剂共研细末，以蜜为丸，每丸 9g，日服 2 次，每服 1 丸，结束后再复查。1996 年 12 月 20 日再来复查时息肉已经消失。病人全身情况好，肝功能检查在正常范围。

按：病人有肝炎病史，近期肝功、凝血酶原活动度异常，查体肝脾肿大，故可以诊断为慢性活动性肝炎。病久伤脾，脾气不足，故而全身无力，懒于活动，食欲不振；气虚血瘀，病人肝区刺痛、脐周胀痛、肝脾肿大，均为瘀血之征；脾虚化血乏源，心肝失养，故而面色苍白，心神不宁，易受惊吓，睡眠不沉而多梦；肝气不疏，不愿与人交流；脾虚生痰，气血痰互凝形成肿物即肠息肉。脾失健运，故而大便初硬后软，并有排便不尽感。舌质淡暗、苔薄白、脉沉细，亦属气血不足血瘀之征。综上为肝郁血瘀，心脾两虚。投以疏肝化瘀之法，用活血片合补中益气汤补益脾气，脾健心养，水湿运化，又有活血化瘀、散痰消结的药味相助，诸症兼顾，药到病除。

例2：白某，男性，32岁。就诊日期：1992年4月11日。

初诊：近半年余吞咽不利，进食时胸骨后有撑胀感。曾在外院行食道造影，发现食道中段有一圆形阴影，考虑为肿瘤。又做纤维窥镜检查见食道中段有一个3.0cm×4.0cm大小圆形肿物，表面光滑，无糜烂及溃疡，病理检查为腺瘤，建议手术治疗。病者考虑是良性肿瘤，故愿试服中药。平素爱生气，两胁胀，性急躁，饮食二便正常。

［既往］1980年曾有肝大及右乳房增大史，经服五味子煎剂2周，乳房回缩至正常。1991年查体发现HBsAg（+），当时肝不大，肝功能正常。

［查体］一般好，皮肤巩膜无黄染，胸前可见典型蜘蛛痣3个，乳房对称，无增生现象。心肺（-），腹软，肝肋下3.0cm，脾未及，肝掌（+），双下肢不肿。舌偏暗，脉弦滑。

［辅助检查］HBsAg（+），HBsAb（-），HBeAg（+），HBeAb（-），HBcAb（+）。ALT 158U/L。蛋白电泳：白蛋白47.1%、α_1-球蛋白2.0%、α_2-球蛋白8.9%、β-球蛋白14.9%、γ-球蛋白27.10%。

［西医诊断］慢性乙型肝炎，食管腺瘤。

［辨证］肝郁气滞，气滞血瘀。

［治法］疏肝理气，活血化瘀，软坚散结。

［处方］柴胡10g，当归10g，白芍10g，白术10g，香附10g，山楂10g，丹参20g，赤芍10g，川芎10g，鸡血藤30g，王不留行10g，夏枯草15g。

服药 30 剂后病人情绪改善，吞咽不利症状减轻，继服 30 剂，复查已无症状，肝功能检查转氨酶已恢复正常。嘱再服药 2 个月后复查。纤维胃镜检查肿瘤消失，转氨酶及蛋白电泳正常。查体：肝脾不大。乙肝血清标志物同前。

按：肝气郁结，气机不畅，郁积日久，气血互凝形成肿物。治当疏肝理气，活血化瘀，佐以软坚散结。服药 2 个月余肝功能正常，服药 4 个月余纤维胃镜检查肿物消失。史济招教授认为活血化瘀药物可以消除肿物，夏枯草具有软坚散结及抑制腺体细胞增生的作用，临床常被史济招教授用于抑制瘤及瘤样增生性病变的治疗。

4. 阴虚挟湿型

[症状] 肝区隐痛，口干舌燥，五心烦热，小便不利，或水肿，或腹水，舌苔薄白或黄腻，舌质红，脉弦滑或弦细数。

[治法] 滋阴清热、利湿。

[方药] 猪苓汤加味。

[处方] 猪苓 10g，茯苓 15g，泽泻 10g，滑石 10g，阿胶 10g。

[方药简析] 慢性肝病邪毒久羁，肝血亏损，肾阴损伤，热瘀脉络，加之脾失运化水湿内停。因而常出现水热互结，阴虚挟湿之证。病人可见口干舌燥，五心烦热，小便不利，或腹胀如鼓。治当滋阴利水。方中猪苓、茯苓、泽泻渗利水湿，使水邪从小便而去；滑石清热利水，以祛湿中之热；阿胶滋阴润燥。或配伍龟甲、鳖甲养血滋阴、软坚散结。史教授常用此方治疗肝硬化腹水兼有肝脾肿大者。若肝硬化腹水，而以脾胃虚弱，脾阳不足者，则应用补中益气汤配伍防己黄芪汤加减以益气通阳利水。若颜面水肿加防风，下肢水肿加汉防己，全身水肿加车前子。

病案举隅

例：陈某，男，59 岁。就诊日期：1997 年 3 月 11 日。

初诊：乏力腹胀，双下肢水肿半年余。大便溏，发黏，排不尽感，口干手心发热。

[既往] 饮酒史 10 余年，每日 7~9 两。

[检查] 慢性肝病面容，面部可见明显的毛细血管扩张，巩膜轻度黄染，腹软肝肋下未及，脾肋下 2cm，腹水征（＋），双下肢凹陷性水肿Ⅱ。舌偏红苔腻，脉沉细滑。

[辅助检查] ALT 正常，TBIL 4.1μmol/L。甲、乙、丙、丁、戊肝抗体均（－）。蛋白电泳：白蛋白 30.38%、γ-球蛋白 41.11%。

[西医诊断] 酒精性肝炎，肝硬化腹水。

[辨证] 气阴两伤，阴虚夹湿。

[治法] 益气滋阴，活血利水。

[处方] 猪苓 10g，茯苓 10g，阿胶 10g，泽泻 10g，厚朴 10g，苍术 10g，陈皮 10g，黄芪 15g，汉防己 10g，茜草 30g，京三棱 6g，莪术 6g，鳖甲 15g。

以上方加减调整 3 个月余。腹水下肢水肿减轻，乏力明显改善。复查 ALT 正常，TBIL 2.7μmol/L，蛋白电泳：白蛋白 30.1%、γ-球蛋白 40.1%，病情稳定。

按：本例病人嗜酒过度，致使肝脾受损，肝脾病久，势必伤肾，肾气化失司，水湿停滞与瘀血相结，终成鼓胀，本病在肝硬化代偿期临床表现常不明显。在肝功能失代偿期，则常有食欲不振，腹部胀满，疲倦无力，肝区不适或疼痛，面色晦暗，齿龈出血，腹壁静脉曲张，肝大变硬或缩小，脾大或腹水。此时西医治疗常采取对症处理。由于腹水、水肿给予利尿剂，若渗利过度易伤阴而出现舌红少津、五心烦热、四肢羸瘦、腹胀如鼓的阴虚夹湿证。此时，史教授常选用猪苓汤滋阴利水，或配伍平胃散健脾运湿，或配伍防己茯苓汤益气利水。

5. 脾气虚弱型

[症状] 肝区隐痛，体倦无力，懒于言语，四肢酸软，面色萎黄或苍白，劳累后则症状加重，饮食无味，大便不成形，舌淡苔薄白，脉沉细。

[治法] 补脾益气。

[方药] 补中益气汤加味。

[处方] 黄芪 15g，党参 10g，当归 10g，陈皮 6g，升麻 4g，柴胡 4g，白术 10g，炙甘草 10g。

[方药简析] 本方是李东垣遵照《内经》"虚则补之""劳则温之""下则举之"之旨而创。方中黄芪为补气要药，味甘性微温功补脾益气，兼有升举阳气的作用，使下陷之清气还于脾胃。

现代药理实验研究证明：本方若去升麻、柴胡，则益气升阳的作用明显减弱。说明方中益气与升提药作用是相辅相成，缺一不可。党参、白术、炙甘草补脾健中；当归补血养血；陈皮理气健脾，使甘药补而不滞，共同达到补脾益气，升阳举陷的作用。现代研究证明本方有显著降低血清谷丙转氨酶活性，促进蛋白质合成，加强肝细胞的再生和修复作用。

🔖 病案举隅

例：孙某，男，41岁。就诊日期：1975年12月10日。

初诊： 乏力、气短1年余，近1个月出现上腹疼痛，脘腹胀满，嗳气，呃逆，便溏，心悸失眠，平时喜温热饮食。

[既往] 1971年3月开始患肝炎。当时 ALT 422u/L（正常值 < 130u），TTT 9u，TFT+，休息1年肝功能一直不正常。1972年来我院就诊，经多方治疗，曾服用过肝荣、复合核苷酸钠盐，肝炎3、5、7号（我院自制），未见效果。

[查体] 肝未及，脾肋下1.0cm。脉弦滑，舌质淡，苔薄白。

[辅助检查] ALT 500U/L，TTT20u，TFT（++++），凝血酶原活动度31%，甲胎蛋白250ng/ml；反相血凝1：100，血小板 0.39×10^9/L。

[诊断] 慢性肝炎急性期。

[辨证] 脾胃虚弱，气血不足。

[治法] 健脾益气，调和脾胃。

[处方] 黄芪10g，党参10g，白术10g，升麻3g，柴胡3g，陈皮6g，桂枝10g，白芍15g，炒枣仁10g，远志6g，生姜3片，大枣10枚，炙甘草6g。

服上方后，病人自觉体力恢复，上腹疼痛消失，气短、失眠明显改善。服药150余剂后，ALT、TTT、TFT均恢复正常。甲胎蛋白1个多月内转阴，反相血凝于3个月内缓慢下降，由1：100降至1：10，再至阴性。凝血酶原活动度及血小板计数于治疗后均有上升，但仍偏低，凝血酶原活动度到 50%，血小板 $7.9 \times 10^9/L$。1976 年 7 月底至 11 月因地震未服药上全日班。1976 年 10 月 23 日复查 ALT 190U/L，TTT、TFT 正常。再服原方 30 剂谷丙转氨酶（SGPT）正常，甲胎蛋白（AFP）（-），血小板上升至 $150 \times 10^9/L$。经用上方巩固，随访 10 个月未再复发。

按：本例病人毒邪久恋，病情缠绵，反复不愈，正气已虚。史济招教授从补脾入手，调补后天之本，服药近 1 年余，症状消失，肝功能正常。史济招教授认为慢性肝病只要坚持用药，均可收到较好效果。而用补中益气汤治疗气虚型慢性肝炎时，应掌握以下几个特点：①乏力、头晕、气短；②食欲不振，腹胀便溏；③舌胖质淡或淡暗有齿痕，脉沉细无力。

四、慢性肝病用药捷要

史济招教授认为辨证论治是祖国医学的精华。在肝病的治疗中还要注意以下几点。

1. 问诊不厌细

如在问大便时不能满足于一个"溏"字，因为肝炎病人大便是多种多样的。脾虚者大便常为糊状，排不尽感，有时为细条状，有时先干后溏，有时成球状或大便秘结。湿热者大便多伴黏液，排便不爽，擦不净，排便时常伴矢气，便后肛门灼热感。总之，要多问才能有新的体会，以丰富证的内容。

2. 合方治病

主症不止一个，可选方合用。如脾气虚常伴有肝脾不和，则可用补中益气汤合逍遥散。但用时应注意分清主次加减。

3. 分清主次，兼症兼之

找到主症及主方后仍有些症状不能归纳于主症内，应用相应的单味药如肝区痛为常见的症状，隐痛，劳动后加重，休息后缓解应重用养血药，如当归、白芍。刺痛，部位深，夜间痛明显，加活血化瘀药，如丹参、三七、鸡血藤、京三棱、莪术等。胀痛，因生气而诱发加重，加理气药，如炒枳壳、香附、陈皮、香橼。灼痛或烧灼感多因肝郁化火所致，可加地骨皮、丹皮、山栀子。需要说明的是，有些兼症并非定要选用单味药物，只要辨证明确，选方正确，用药准确，一些兼症常随着主要病情的好转迎刃而解，比如肝病合并发热。

4. 权衡寒热虚实比例

治疗时要权衡寒热、虚实比例，使之在治疗中能起到调整阴阳的作用，如脾虚泄泻可加入黄连，既可止泻，又可制约补中益气汤升阳太过。

5. 洋为中用，西为中用

积极选用药理作用明确的中药。如五味子粉可降转氨酶、茵陈可利胆退黄，元胡、白芍解痉等。

第二节　慢性肝病的肝外症状

史济招教授在长期临床实践中发现慢性肝病的伴随症状颇多，并随着肝病的治愈与好转，这些症状也随之消失与缓解。史济招教授对这些现象十分关注，对其进行认真思考与探索。本着中医学的整体观念分析，机体的某一脏腑发病，会影响其他脏腑的功能，反之，某一疾病的症状也可反映另一系统的可能疾患。肝脏是参与机体内部代谢的重要器官。如甲状腺素、皮质激素、性激素等的灭活过程都在肝脏内进行，肝细胞功能发生障碍，灭活能力减弱必然会对机体产生一系列的影响；又如，肝脏与凝血机制密切相关，维系血液中纤维蛋白的形成和纤维蛋白溶解之间的平衡，这一平衡可能会因肝脏功能受损而被打破，临床上就会出现凝血机制失常的一系列不良症状；再如，肝脏与免疫系统关系也很密切，肝脏出现问题时，可见细胞免疫力降低。当然，细胞免疫的异常是肝病的原因还是结果目前尚不能定论，但已知体液免疫中免疫球蛋白及补体是在肝脏中合成的；肝脏还是处理抗原、抗体的场所……总之肝脏的功能十分复杂，一旦肝功能受到损伤，体内正常代谢就会出现紊乱，继而发生一些表面看来与肝脏无关的症状，甚至于出现一组症状而形成一个独立的疾病。史济招教授称这些现象为"肝外表现"。现认为随着免疫学的进展和新技术的应用，慢性肝炎是一种全身免疫性疾病已经得到证实。史济招教授通过大量临床病例的观察，归纳出慢性肝病，尤其是迁延性肝炎的肝外症状有以下几个方面：①发热；②瘤及瘤样增生；③血管栓塞；④免疫性疾病。

一、慢性肝病合并荨麻疹

多数学者发现慢性肝炎病人多种体液和脏器中均有 HBsAg 的存在，究其原因是病人免疫功能低下，血清中 HBsAg 持续阳性，抗原与抗体在一定量和比例情况下形成可溶性免疫复合物，其沉着于皮肤、黏膜等处，吸引激活补体成分，造成一系列免疫病理反应，致使肝外组织器官发生炎症及损伤。这种免疫复合物激活性物质的释放，导致血清样综合征的发生，形成免疫复合物性疾病。如结节性红斑、荨麻疹、肾小球肾炎等。史济招教授在临证中遇有此类病人，常进行详细检查，寻求病因、如，对于荨麻疹的病人，常考虑其是由于内源性因素还是外源性因素引起，尤其对于曾在变态反应科进行过致敏源检查结果是阴性者，特别强调检查是否为内源性因素所致。临床中慢性肝炎或 HBsAg 阳性者以荨麻疹为表现求治者相当多见，追问其病史或查体常常多有肝炎。曾有报道有 65% 的肝炎病人可见各类皮疹，最常见的是毛细血管扩张、荨麻疹、过敏性紫癜等。史教授治疗此类病人选用补中益气汤加减，若皮肤瘙痒，配伍地肤子 15g，白鲜皮 15g，苦参 10~15g，防风 6~10g，茜草 30g。其应用的特征仍是有脾虚表现的乏力气短，倦怠无力，腹胀、便溏，舌淡或有齿痕，脉沉细者。现代药理研究证实补中益气汤有增强免疫功能的作用，其中黄芪、甘草还有抗过敏的作用。

📝 病案举例

例1：张某，女，32 岁。就诊日期：1998 年 8 月 18 日。

初诊：1995 年 5 月起四肢躯干无明显诱因，荨麻疹反复发作，曾多次就诊于变态反应科，未检出过敏源。近2个月躯干四肢又出现风团、瘙痒。同时全身无力，气短，心悸，记忆力差，阵发性心悸，睡眠差，肝区不痛，腹不胀，大便不成形。

［既往］1989年检查发现 HbsAg（＋）、HbeAg（＋）、HbcAb（＋），多次检查 ALT 正常。

［查体］一般情况好，腹软，肝脾未触及，未见肝掌及蜘蛛珠痣，躯干四肢散在大量形态不一，大小不等的风团，可见多处抓痕，皮肤划痕征(＋)。舌淡有齿痕，脉细滑。

［西医诊断］慢性荨麻疹、乙肝病毒携带者。

［中医诊断］瘾疹。

［辨证］脾失健运，风湿郁表。

［治法］健脾益气，散风除湿。

［处方］黄芪 15g，党参 10g，白术 10g，升麻 4g，柴胡 4g，丹参 15，白芍 10g，陈皮 6g，炒枣仁 10g，炒远志 10g，地肤子 15g，白鲜皮 15g，黄连 6g，甘草 6g。7 剂水煎服，每日 1 剂。

药后皮疹明显消退，停药则偶有皮疹出现，继服原方，并配丸药，每次 9g，每日 3 次，以固疗效，随诊 3 个月病未复发。

按：病人平素脾气亏虚，水谷或水湿运化失司，导致湿浊内生，湿蕴化热，湿邪或湿热流注肌肤，发为瘾疹；或土不生金，肺气亦虚，卫气不足，风邪易趁虚侵袭肌表，而出现风团、瘙痒等，正如《丹溪心法》所云："瘾疹多属脾。"此外，慢性荨麻疹病人因长期皮肤瘙痒，寝食不安，忧思过度，终致脾伤，导致疾病迁延不愈。史济招教授投以补中益气汤加白鲜皮、地肤子，意在健脾除湿，加白芍养血润肤，疏解肝气；加炒枣仁、炒远志以安神养心，解心悸眠差之症。黄芪具有增强免疫作用，并可诱导机体产生干扰素，若与当归合用，作用明显增加；当归具有抗过敏作用，能降低 IgE 效价；白芍总苷对机体免疫功能有双向调节作用；甘草对小鼠 IgE 合成有抑制作用；当归、黄芪可提高机体细胞免疫、体液免疫和单核吞噬细胞系统功能。

二、慢性肝病合并感染

慢性肝病病人由于免疫功能低下常受到病毒和细菌的侵袭而引起一些感染性疾病，常见有反复感冒、尿路感染、慢性咽炎等。由于免疫异常，常常导致肝组织损伤或持续性炎症，其免疫异常主要有：①干扰素产生减少；②白细胞介素-2减少。由于干扰素有抗病毒作用及免疫调节作用，白细胞介素-2影响机体的细胞免疫和体液免疫，故病人抵抗力下降而继发感染，使慢性肝病也迁延不愈。此时史济招教授在用药时采用标本兼治，或虚实并治。若是感冒则以疏风散寒，清热解毒；若是慢性咽炎加用清热解毒药物，如金银花、连翘，并配伍诃子肉、川贝母、苦桔梗、生甘草、蝉蜕等；若泌尿系统感染加石韦、萆薢、瞿麦、萹蓄等。治本则采用扶正法，常选用补中益气汤加味，而补中益气汤现代药理研究有增强免疫作用，使"正气存内，邪不可干"。方中的黄芪、党参可增加白细胞总数，增强巨噬细胞的吞噬功能。白术除增强巨噬细胞的吞噬功能外，还可以对正常的机体的抗体生成有一定的促进作用。甘草可增强巨噬细胞的吞噬作用，又可促进T细胞增殖。当归具有很强的诱生干扰素作用，并使机体生成抗体有明显促进作用，这些均有利于机体免疫力的提高，从而增强抗病能力。

📝 病案举隅

例：尚某，男，22岁。就诊日期：1995年3月10日。

初诊： 反复咽痛1年余，平时感觉乏力，全身酸痛，懒动，畏寒自汗，反复感冒。初发时鼻塞流涕，继之咽干疼痛，咳嗽，痰少不易咯出，不发热，饮食二便正常。

[既往]年幼时曾患急性肠胃炎，病情危重，经抢救后病情好转，曾有输血史，2个月后出现恶心厌油腻，腹胀，黄疸，确诊为急性黄疸型肝炎，当时HBsAg（-），ALT 240U/L。出院时黄疸消退，ALT正常。嗣后体质一直较差。多次肝功能检查正常。

[查体]一般情况差，消瘦，面色苍白，咽部充血，咽后壁淋巴滤泡增生，扁桃体不大，心肺（-），腹软，肝肋下4.0cm质中等硬度，脾及边，肝掌（+），舌淡苔薄白，脉沉细。

［辅助检查］ALT 正常。蛋白电泳：白蛋白 46.9%，α$_1$- 球蛋白 3.5%，α$_2$- 球蛋白 8.5%，β- 球蛋白 13.9%，γ- 球蛋白 27.2%。HBsAg、HBsAb、HBeAg（-），HBeAb（-），HBcAb（-），丙肝抗体（+）。

［西医诊断］慢性丙型肝炎，慢性咽炎。

［辨证］脾肺气虚，虚火上炎。

［治法］补益脾肺，清虚热。

［处方］补中益气汤合玉屏风散加减。

生黄芪 15g，防风 10g，白术 10g，党参 10g，桔梗 6g，苦参 15g，升麻 4g，柴胡 4g，当归 10g，蝉蜕 6g，诃子肉 10g，枇杷叶 10g，金银花 10g，连翘 10g，甘草 6g。

二诊：服药 14 剂，一般情况改善，咽干咽痛减轻，续服 14 剂。自汗明显减少，精神较前振作，未再感冒，咽痛咳嗽消失。查咽充血减轻，肝肋下 1.5cm，脾未触及，肝掌（+），转氨酶正常，蛋白电泳：白蛋白 50%，γ- 球蛋白 24%。守方配丸药服 3 个月后，再诊各种症状消失，病人精神好，疗效满意。

三、慢性肝病合并发热

慢性肝病病人常常合并有发热，其体温多在 38℃以下。产生发热的原因是肝病时类固醇的代谢产物原本胆烷醇酮及孕烷二酮等致热物质存在于血液中。在正常情况下此等物质在肝脏中经酯化灭活从尿液中排除。肝病时酯化不全可引起发热。在临床上该类病人常不能及时确诊，其原因是没有足够的证据，常常经肝穿方能确诊为肝炎。因此在肝穿之前常考虑发热为结核、风湿或局灶感染等所致。

如，周某，男性，52 岁，反复低热 4 个月余，常乏力，恶心，食欲差。肝区不痛，腹不胀，大便正常。查体肝脾未触及，实验室检查血沉、抗"O"正常，肝功能正常。曾疑结核，但胸部 CT、结核菌素试验（-）。而行肝穿刺诊断为病毒性肝炎，经按肝炎治疗后，上述症状消失。

这类病人以青壮年女性为多，有时有类似神经衰弱的临床表现。问诊时重点应问有无乏力，食欲不振，腹胀，腹泻或溏便，追问有无肝炎史。查体要注意是否有面部色素沉着、毛细血管扩张、肝掌及蜘蛛痣等，并注意实验室的肝功能检查，经过详细检查往往是肝病。对于治疗史济招教授强调中医整体观念，辨证论治，常收到较好效果。

📝 病案举隅

例：李某，女，23 岁。就诊日期 1984 年 5 月 12 日。

初诊：不规则发热 4 个月余，伴乏力，头晕，心悸，气短，体温在 37.5℃ ~37.9℃，肝区隐痛，食欲尚可，大便先干后溏，睡眠梦多，睡不实，记忆力下降。曾接受过抗风湿，抗感染，抗结核治疗等均无效果。

[查体]一般情况好，面色稍暗，浅表淋巴结（－），甲状腺（－），心肺（－），腹软，肝肋下 2.0cm，脾未触及，脉沉细滑，舌淡暗，有齿痕。

[辅助检查]血 SGPT 均在正常范围，蛋白电泳：白蛋白 49.5%，γ- 球蛋白 25%，余均阴性。

[西医诊断]慢性肝炎合并低热。

[辨证]心脾两虚，气虚发热。

[治法]补脾益气，甘温除热。

[处方]黄芪 15g，党参 10g，白术 10g，升麻 4g，柴胡 10g，当归 10g，白芍 10g，陈皮 10g，菖蒲 10g，远志 10g，炒枣仁 5g，炙甘草 6g。

服药 1 周体温降至正常。二诊时以原方出入继服 1 个月，自觉精力充沛，已不觉心慌气短，体温正常，改配丸药，以固疗效。

四、慢性肝病合并瘤及瘤样增生性病变

史济招教授通过临床中认真观察，不断摸索，发现慢性肝病常合并瘤及瘤样增生性病变，为证实这一观点，史教授曾对我院两次健康检查的 945 份病例进行分析，发现慢性肝病合并乳腺增生或囊性乳腺病的发病率为 14.50%（26/184），明显高于无肝炎病人的发病率 5.6%（29/512），$P < 0.001$。慢性肝病合并单纯性甲状腺肿的发生率为 4.89%（9/184），而无肝炎者的发生率为 1.5%（8/512），$P < 0.001$。发现慢性肝病和有肝炎症状，肝脾肿大，高

度疑有肝病者合并结节性甲状腺肿的发生率为7.85%（34/433），无肝炎者的发生率为7%（14/512），$P < 0.001$。还发现慢性肝病合并子宫肌瘤的发生率为14.95%（16/107）。无肝炎者为1.78%（8/447），$P < 0.001$。慢性肝病合并卵巢囊肿的发病率为5.6%（6/107），也明显高于无肝炎病的发生率1.34%（6/447），$P < 0.02$。

通过上述的总结，可得出结论是：慢性肝病病人合并瘤或瘤样增生性病变的发病率较无肝炎病史者为多。其特点是女性发病率高，且瘤或瘤样增生性病变常为多发性。该种情况一般不会引起医者注意，易造成肝炎的漏诊。因此史济招教授认为临诊应详细询问病史及认真查体，发现甲状腺腺瘤、囊性乳腺病、子宫肌瘤、各部位的息肉、脂肪瘤、纤维瘤、卵巢囊肿等肿物时，当注意到有无肝炎同时存在的可能性。肝脏是机体代谢、合成、生物转化的重要脏器，又具有分泌、排泄和免疫等功能。在正常情况下，类固醇的代谢在肝脏中灭活。肝脏有了病变，其功能被削弱，此时血液中激素水平就会上升，虽然血液中激素水平可由腺体的分泌和控制之间的反馈作用来调节，但后者作用只是暂时的。如肝脏病变持续或较严重时，这种反馈就会减弱或消失，随之而来的是一系列内分泌失调现象，最终还会带来组织形态上的变化，分泌亢进的器官可能出现增生、肥大，甚至是瘤及瘤样肿物；反之，分泌受到抑制的器官则可能退化、萎缩。虽然慢性肝炎引起瘤或瘤样增生性病变的发病机制是异常复杂的，但史教授这一观点仍能比较恰当地解释了慢性肝病合并瘤及瘤样增生性病变的因果关系。

祖国医学对肿瘤的认识颇多，《诸病源候论》提出"瘤者忧恚气结所在""……癖而内著，恶气乃起，息肉乃生"又说"石瘕生于胞中，寒气客于子门，子门闭塞，气不得通，恶血当泻不泻，衃以留之，日以益大，状如怀子，月事不以时下，皆生于女子"。《经济总录》也云："瘤之为义，留滞而不去，气血流行，不失其常，则形体如平，无或余赘乃郁结壅塞，则乘虚投隙，瘤所以生。"甲状腺肿即祖国医学中之瘿瘤，乳腺增生或囊性乳腺病即乳中结核。而石瘕则与子宫肌瘤颇为相似，皆属中医"血癥"范畴。综上所述，可见肿瘤的形成与气血运行不畅，肝脾二经郁结、凝滞、壅塞及体质虚弱有关。史教授认为，治疗当以疏肝理气，健脾化痰，活血化瘀，软坚散结为原则，方法是在辨证基础上加用基本方。

基本方Ⅰ：柴胡 10g，当归 10g，白术 10g，白芍 10g，茯苓 15g，川芎 10g，夏枯草 15g，鸡血藤 30g，王不留行 10g。主治：甲状腺肿、乳腺增生、囊性乳腺病、各部位之息肉。

基本方Ⅱ：当归尾 10g，丹参 15g，五灵脂 10g，川续断 10g，三棱 10g，莪术 10g，乳香 10g，没药 10g，桃仁 10g，红花 10g，鳖甲 10g。主治：卵巢囊肿。

现代医学称之为瘤及瘤样肿物的病理现象包括在中医的血瘀证范围之内，而在导致血瘀证的病因上，祖国医学通过长期的实践总结出一条规律，即"肝脾两经郁滞，日久成肿瘤"。因肝为至阴之脏，体阴而用阳，主疏泄，性喜调达而恶抑郁，若肝失疏泄，出现木横克土之病机以致脾胃升降失司。若脾气壅滞，湿邪内蕴，土反侮木，造成恶性循环之局面。故肝郁脾虚者在临床上常出现两胁胀满，肝脾肿大，肠鸣腹胀，乏力疲倦，腹泻便溏（此均为慢性肠炎常见症状），脉弦滑，舌胖大，质暗或有瘀斑等肝脾两脏同病的证候。久病伤正，人体正气不足，可逐渐造成脏腑、气血、阴阳的失调。《医宗必读》说"积之成者，正气不足，后而随气踞之"。因气血逆乱，气滞、血瘀、痰结、湿聚等证候可相继而生，故慢性肝炎的临床表现常常是虚实夹杂。《金匮要略》说："见肝之病，知肝传脾，当先实脾。"李东垣《脾胃论》也认为"治脾胃即所以安五脏"。补脾胃即滋补后天之本以达扶正之目的。故史教授在治疗慢性肝炎合并瘤及瘤样增生性病变的病人时，注重使用"扶土抑木"之法调和肝脾，补益气血，使其正气得以恢复。辅以活血化瘀、软坚散结，祛其标邪，邪去则正自安。虚则当补，瘀则当攻，不攻其瘀则气血无以恢复，瘀滞不得以消散。不祛其瘀，则实邪不能自除，而气血化生亦受其碍。"凡治血当调气为先"，故在选方上以补中益气汤合逍遥散二方融为一体，随症灵活加减。若合并甲状腺肿、乳腺增生、囊性乳腺病加用基本方Ⅰ；若合并卵巢囊肿、子宫肌瘤则加基本方Ⅱ。处方中黄芪、党参、白术、炙甘草补气健脾，升麻升举阳气，柴胡舒肝解郁，白芍补血敛阴柔肝，当归补血活血、行气止痛。若情志症状明显，情绪易激动，多愁善感者，加甘麦大枣汤安养心神，稳定情绪；若脾虚挟湿者，加平胃散，祛湿健脾，消胀除满；寐差梦多者加炒枣仁、炒远志、九节菖蒲，交通心肾，镇静安神。

病案举隅

例1：刘某，女，28岁。就诊日期：1999年10月5日。

初诊：反复发现乳房结节6年余。病人自22岁起，6年内先后发现乳房结节5次，左侧2次，右侧3次，均行手术切除。病理均为乳腺增生。最后一次于1月前，发生于右侧乳腺结节如蚕豆大小，不痛，外表皮肤亦无改变。病人不愿再接受手术，要求服中药治疗。自述几年来性急烦躁，爱生气，生气时两胁胀痛，有时伴有刺痛。近数月来，食欲不好，食后腹部胀满，大便不成形，每日1~2次。

[查体] 面色萎黄，营养欠佳，两侧腋窝淋巴结不大，左右乳房分别可见2条和3条2.0cm长手术疤痕，右乳头右侧可触及一蚕豆大小结节，压痛不明显，局部皮肤无红肿，心肺正常，腹部软，肝脾未及，双手肝掌（+）。舌淡暗，苔薄白。

[辅助检查] ALT正常，蛋白电泳：白蛋白47%、α_1-球蛋白1.5%、α_2-球蛋白7.8%、β-球蛋白14.5%、γ-球蛋白29.2%。肝穿刺病理为病毒性肝炎。

[西医诊断] 慢性肝炎，乳腺增生。

[辨证] 肝郁脾虚，肝脾不和，气滞血瘀，脾虚生痰，气血痰互凝，形成乳核。

[治法] 疏肝理气，健脾益气，佐以软坚散结，活血化瘀。

[处方] 柴胡10g，当归尾10g，白芍10g，香附10g，郁金10g，川芎10g，夏枯草10g，陈皮6g，鸡血藤30g，王不留行10g，黄芪15g，党参10g，升麻4g，红花10g，赤芍10g，丹参15g。

服上方30剂后，病人面色好转，病情改善，食欲好，胁痛消失，乳核变小，复查肝功能正常。嘱取原方共研细末，水泛为丸，如绿豆大小，每日服2次，每次6g。1年后复查，未见乳核再发，精神体力均好，二便正常，肝区不痛，肝脾不大，肝功能正常。

例2：陈某，女，26岁。就诊日期：1970年6月29日。

初诊：发现颈部右侧肿物1个月余。平时乏力易疲倦，纳差，肝区胀痛，大便秘结，排泄不畅。

[既往] 8岁时曾患急性黄疸型肝炎。

［查体］颈部右侧甲状腺可扪及 3cm×4cm 大小结节，无触痛，心肺（－），腹软，肝肋下 2cm，脾未及。脉沉细，舌淡，苔薄白。

［辅助检查］肝功能正常。

［西医诊断］慢性肝炎合并结节性甲状腺肿。

［辨证］脾虚气滞，肝气郁结，气血痰互凝为瘿病。

［治法］健脾益气，舒肝解郁，软坚散结。

［处方］黄芪 15g，党参 10g，升麻 4g，白术 10g，柴胡 10g，当归 10g，白芍 10g，陈皮 10g，昆布 10g，木香 10g，夏枯草 30g，白头翁 10g，焦神曲 10g。

服药 10 剂后，查肿物明显缩小。再取原方 6 剂制蜜丸，服完后复诊，肿物完全消失。

例 3：陈某，男，40 岁。就诊日期：1998 年 8 月 25 日。

初诊：下肢多处出现皮下结节 6 月余。病人半年前发现下肢胫骨部皮下出现红色结节，蚕豆大小，无痛不痒，开始只有 3 个，以后成片出现，消退缓慢，消退后留有暗红白色斑迹。最近 2 个月来关节疼痛，与天气变化无关，肝区不痛，腹不胀，食欲好，无乏力，大便偏干，小便黄，曾用抗结核及抗风湿药物进行诊断性治疗未获效果。家属告知近数月来病人善太息，脾气暴躁，极易发怒。

［既往］曾有肝大及转氨酶升高史，均未进行深入检查，亦未接受治疗。

［查体］一般情况好，营养发育正常，浅表淋巴结不大，心肺未见异常，腹软，肝脾治及，脊柱四肢无畸形，双下肢胫骨前有暗红色结节多个，无明显压痛，舌淡暗，微红，苔薄白腻，脉细沉。

［辅助检查］血沉 47mm/h，类风湿因子（RF）弱阳性，皮肤结核菌试验阴性，血清抗链球菌溶血素"O"（抗"O"）（－），转氨酶正常，肝活体组织穿刺检查，符合传染性肝炎。

［西医诊断］慢性肝炎，结节性多动脉炎。

［辨证］肝郁气滞，气滞血瘀。

［治法］疏肝理气，活血化瘀。

［处方］加味逍遥散佐以活血化瘀之品。

柴胡 10g，当归 10g，白芷 10g，白术 10g，茯苓 10g，香附 10g，郁李仁

10g，桃仁 10g，红花 10g，鸡血藤 30g，赤芍 15g，山楂 15g，丹参 20g，王不留行 10g。14 剂水煎服。

服药 2 周后结节基本消失，病变皮肤留有暗红色斑迹，嘱继服上方，另取 6 剂研细末，炼蜜为丸，每丸重 9g，日服 2 次，每次 1 丸，2 月后复查，结节性多动脉炎未见复发，肝功、血沉均正常。嘱继服丸药，以固疗效。

按：结节性多动脉炎是多系统疾病，因而可见多器官的损害，主要累及心、肾、肺、皮肤、关节等，其临床表现多种多样。本病病因尚不明确。史教授在临床工作中发现慢性肝炎可以因结节性多动脉炎为主要表现而就诊，经检查证实为肝炎病。最早有学者发现结节性多动脉炎常伴有循环乙型肝炎抗原，并证明某些多动脉炎病变处乙肝病毒抗原与 IgM 及 C_3 同时存在，因此设想肝炎病毒感染很可能是一种致病因素。

本例病人没有乏力、腹胀、肝区疼痛、腹泻等肝炎常见的临床表现，而是以皮下结节，血管炎为主要表现就诊，史教授根据其既往有肝大史，转氨酶升高史及查体肝脾大考虑为肝炎所致，结果经肝穿得已证实，可见史教授临床经验之丰富。由于病人表现烦躁易怒善太息，舌暗，脉沉，辨证为肝郁气滞，气滞血瘀，从西医观点看，结节性多动脉炎最后病理改变导致多发动脉瘤，血栓形成或梗死也是中医血瘀之表现，因此史教授选用疏肝理气活血化瘀之药物，也是史教授西医辨病，中医辨证，辨病辨证相结合的学术思想体现，故收到较好效果。

五、慢性肝病并发血管栓塞性疾病

慢性肝炎是我国的常见病、难治病之一，如若再并发其他病症则更增加治愈的难度。中医认为引起慢性肝病之外因为湿热疫毒，内因为郁怒伐肝，或饮食失节，二者均可导致脏腑功能失调，久之造成正气亏虚，气滞血瘀，临床常为本虚标实，其中气虚血瘀证尤为多见。慢性肝炎并发血管栓塞性疾病就是该证的典型表现。

慢性肝炎之主症如乏力、纳差、腹胀、便溏均为脾胃气虚之证，史济招教授研究肝病几十年，赞同仲景"四季脾旺不受邪"之说，认为脾胃健运则脏腑气旺不为外邪所侮，故在治疗肝病时非常注重调理脾胃之气。多年的治肝经验证实，脾气主升的功能在临床上有很重要的意义，脾气不足则有气陷、血瘀之趋。补气而不助升，则不能达到理想的疗效。因此，拟益气活血法，取补中益气汤加活血药治疗慢性肝炎并发血管栓塞性疾病，是史教授之明鉴，临床中也确有令人满意之效。

📑 病案举隅

例1：石某，男，53岁。就诊日期：1989年9月16日。

初诊：肢体瘫痪5个月。病人2年来常感肢体无力，多为阵发性，片刻即去。5月前突然发现右侧肢体活动障碍，且伴口眼歪斜，经对症治疗后缓解。嗣后症状常有反复，有时伴随双下肢软瘫，每次发作时间持续10~20分钟。近2个月来逐渐发作频繁，每周发病2~3次，且持续时间相应延长，再重复应用以往药物治疗，症状仍不能控制，故来我院求治。经内分泌科诊断排除周期性瘫痪，诊为脑动脉栓塞。追问病史，病人1年来全身乏力，食欲不振，肝区隐痛，烦热，口干，胸闷，气短，大便溏泄。2年前患急性肝炎，经检查肝功能正常一次后未再复查。

［查体］肝肋下1.5cm可及，质中，肝掌（＋）。脉弦细，舌淡苔薄白，舌下静脉怒张。

［辅助检查］ALT正常；血清蛋白电泳：白蛋白48.2%，γ-球蛋白30.5%；血液黏稠度及红细胞聚集指数增高。头部CT示：脑动脉栓塞。

［西医诊断］慢性肝炎并发脑动脉栓塞。

［辨证］气虚血瘀。

［治法］益气活血。

［处方］补中益气汤加味。

黄芪30g，白术10g，当归15g，党参10g，陈皮6g，川芎6g，升麻4g，柴胡10g，鸡血藤30g，丹参30g，王不留行15g，赤芍、白芍各15g，炙甘草10g。

上方服15剂后，双下肢软瘫症状发作次数明显减少，余症亦明显好转。继续服药1个月症状完全消失而停药。5个月后症状再发，自服原方30剂，症状消失，随诊年余，病情稳定，查肝功、血液黏稠度、红细胞聚集指数均正常。

例2：张某，男，32岁。就诊日期：1989年9月7日。

初诊：大腿中段肿胀1月余。病人于1月前发现双侧大腿中段有18cm的肿胀区，局部肤色正常无压痛，多方求医，曾用利湿消肿、活血化瘀中药及维生素等药不效。追问病史，病人4年来常感乏力，肝区不舒，食欲差，饭后腹满，易感冒，自汗畏寒喜暖，气短懒言，活动后心悸，有时咳嗽，吐少量清痰，大便溏泄。

[既往] 5年前患过肝炎，肝功正常后未再复查。

[查体] 肝肋下1.5cm，质中，脾肋下可及。脉细弱，舌淡暗、苔薄白。

[辅助检查] ALT正常，TTT12，TFT（＋）。白细胞3.2×10^9/L，红细胞4.0×10^{12}/L。

[西医诊断] 慢性肝炎并发下肢深部静脉血栓。

[辨证] 气虚血瘀。

[治法] 益气活血。

[处方] 补中益气汤加味。

黄芪15g，丹参15g，党参10g，白术10g，柴胡10g，升麻4g，鸡血藤30g，桃仁10g，红花10g，当归10g，王不留行10g，川芎6g。

上方服用15剂，病人大腿中段肿胀明显减轻，肝区不舒症状消失，余症亦见好转。嘱其效不更方，继服半月，腿肿消失。仍遵原方服药1个月后复查ALT、TTT、TFT均正常。白细胞4.8×10^9/L，红细胞4.5×10^{12}/L，随诊半年未见复发，肝脾已不大。

按：血管栓塞性疾病可由多种原因引起，但并发于肝病者尚未得到足够的重视。王庆民等学者研究发现，慢性肝炎病人的血液黏滞性或血浆黏度升高，其中气虚血瘀和气滞血瘀型更为明显，该结论为慢性肝炎并发血管栓塞提供了实验依据。此外，经益气活血法治疗后，随着全身症状的改善及肝功能的恢复，局部血管栓塞引起的体征也会随之而去。最近国外报道了2例丙型肝炎合并混合型冷球蛋白血症病人并发的脑动脉梗死，更提示慢性肝炎并发血管栓塞并非偶然。本文病例是史教授在临床医疗中发现10余例慢性肝炎并发血管栓塞性疾病病人中之典型病例。病人初诊时均无肝病之主诉，医者在诊治过程中往往只着眼于栓塞引起的局部症状及体征，而忽视了肝病的存在，仅进行局部治疗，未采取已被肯定的治疗慢性肝炎的基本法则——益气活血法，以至造成屡治不效或病情反复的情况。

史济招教授曾对补中益气汤治疗气虚型慢性肝炎进行临床观察，证实该方对此型肝炎病人肝功能恢复和症状缓解确有可靠疗效。在此基础上选用活血化瘀药物如丹参、桃仁、鸡血藤、红花、王不留行、当归、赤芍、川芎等，也正是根据本病病因病机而用。由于临床上明确诊断为血管栓塞的病人并不一定全部具备血瘀证的症状，故此时考虑局部因素仍坚持加用活血药物也正是史教授辨证与辨病相结合的可贵经验。

六、肝硬化腹水

肝硬化的发生，总是先有肝实质受损，继而出现肝纤维化及肝细胞结节再生、假小叶生成，并引起肝内及门静脉系统循环障碍，其中血液循环障碍对肝硬化的形态发生、病变的进展均有十分重要的影响。病理组织学上，是由弥漫性的肝实质细胞变性、坏死，导致网状支架塌陷、结缔组织增生，以及肝细胞的结节状再生，三者反复交错进行，肝脏正常小叶结构和血液循环逐渐破坏和改建，肝脏终于失去正常形态而变硬。进而出现肝功能减退及门静脉高压等，导致一系列临床症状，包括腹水。

辨治思路：一、主张攻补兼施，倡导肝病实脾，慎用攻伐之方；二、注重分期论治，谨守病机。

中医认为肝硬化腹水是多种肝病发展到相对较为严重阶段，是中医难治病之一。本病本质为虚，是肝、脾、肾三脏功能虚损而产生一系列虚实夹杂的症状表现。病机是肝郁气滞，气滞则血瘀，气滞则水停；脾虚水谷运化无权，湿浊内生；肾虚水液气化失司，开阖不利，水湿内停。而三脏的中心是脾脏，《素问·至真要大论》曰"诸湿肿满，皆属于脾"，所以健脾运湿是治疗基本法则。当然，疾病不会一成不变。不同的阶段需要不断修正治则。水湿内停，郁而化热，热灼阴液，本阶段以阴虚水停为主要病机，故需滋阴利水；腹水作为病理产物而论，水为阴邪，易伤阳气，本阶段又以阳虚水停为主要病机；有黄疸者又可加茵陈、赤芍、黄芩；肝结节及脾大明显者加鳖甲、穿山甲、橘核、夏枯草、郁金等；有出血倾向者需加仙鹤草、三七、茜草等。常用方剂如下。

1. 补中益气汤

生黄芪 30g，党参 10g，当归 10g，炒白术 10g，陈皮 6g，甘草 6g，柴胡 10g，升麻 6g。

方中生黄芪、生白术、党参、太子参等药物健脾益气，起了重要作用。通过补气助运，达到疏肝行血利水目的。症见乏力、消瘦、水肿、食欲不振、腹胀，右上腹不适或疼痛，大便不规则，脉沉细，舌淡胖，苔白者，即可用补中益气汤。可加茯苓、薏苡仁、汉防己、木香、枳壳、丹参等。

2. 五苓散

泽泻 15g，茯苓 30g，猪苓 10~15g，桂枝 10g 或肉桂 6~10g，白术 15g。

五苓散以温阳化气，利湿行水为主要功效。用于膀胱化气不利，水湿内聚引起的小便不利，水肿腹胀，呕逆泄泻，渴不思饮之症。一些肝硬化的病人症状与之有相同之处。故而该方也常被史教授应用于肝硬化腹水的治疗。症见腹大胀满如囊裹水，胸闷腹满，喜暖倦怠，蜷卧畏寒，尿少便溏，舌淡苔白腻，脉缓滑者可用之，酌情加黄芪 30g，丹参 15g。

3. 猪苓汤

猪苓 15g，茯苓 30g，泽泻 15g，阿胶（烊化）10g，滑石粉（包煎）15g。

猪苓汤以利水渗湿为主，清热养阴为辅。有利水而不伤阴、滋阴而不碍湿的配伍特点，以获利水祛湿，热清阴复的效果。对于腹大胀满，面晦心烦，牙龈出血，口干舌燥，舌绛红苔少或黄腻，脉细弦数滑者均可用之。

4. 活血片

桃仁 10g，红花 10g，川芎 10g，赤芍 10~30g，丹参 15~30g，生山楂 15g，鸡血藤 30g，王不留行 10g。

活血片以养血活血、祛瘀通络为主要功效。通过我科研究，提示活血片有改善血液流变学及抗肝纤维化的功效，由于肝硬化之病理基础为血瘀。尤其失代偿期腹水出现，病人腹大坚满，胁胀攻痛，青筋暴露，面色黧黑，头颈血痣，掌赤唇紫，口渴不喜饮，舌紫暗，脉细涩，均为血瘀水停之征。此时必须活血化瘀助之，否则不可获效。如前辨治思路所述慎用攻伐之方。本药片温和活血，无破血重药，又可软坚，正合其意。本方一般需配合健脾利湿及软坚散结药味如黄芪、生山药、茯苓、泽泻、鳖甲、橘核等。

黄芪、白术具有调节免疫及新陈代谢的作用，防止肝脏细胞变性坏死、利尿并促进肝脏合成白蛋白；猪苓、茯苓、泽泻可以增加尿量，降低门脉高压，减少腹水的形成；丹参、郁金可促进肝脏内血液流动并增加血流量，改善肝细胞损害和坏死现象，减少血中免疫复合物，提高病人免疫力等；阿胶含有明胶、蛋白质、氨基酸如赖氨酸、组氨酸、精氨酸、苏氨酸，及微量元素等多种有效成分，具有耐缺氧、抗疲劳、增强免疫、促进造血功能等功能。这些药物被我们用以治疗肝硬化腹水，明显提高了治疗肝硬化腹水的临床疗效，并改善病人预后，值得在临床实践中推广应用。

📝 病案举隅

例：姚某，男，55岁，农民。就诊日期：1998年5月21日。

初诊：腹部膨隆伴下肢水肿2个月。1年前，病人自觉易疲劳，休息后可缓解，没在意。近2个月乏力加重，腹胀，肝区不适，食欲下降，活动后气短、心慌明显，喜暖恶凉，晨起刷牙牙龈出血，并出现下肢水肿，尿量减少，大便不成形。发病之前从未进行体检。当地医院B超提示：脾大、肝硬化伴腹水。胃镜：胃底静脉增粗。

[查体]面色萎黄、发暗，两颧毛细血管扩张，上胸部可见两枚蜘蛛痣，双手大鱼际发红，心肺听诊无异常，腹部膨隆，肝脾触诊不满意，移动性浊音（++），腹围110cm，双下肢凹陷性水肿。舌胖、质淡暗，苔白，脉沉细滑。

[辅助检查]血常规中血小板96×10^9/L，余正常，凝血酶原时间、活动度60%，转氨酶、胆红素正常，蛋白电泳：白蛋白42%，α_1-球蛋白1.5%，α-球蛋白5.0%，β-球蛋白5.5%，γ-球蛋白36%，总蛋白60g/L，A/G倒置。HBsAg阳性。

［西医诊断］肝硬化失代偿期，腹水。

［中医诊断］鼓胀。

［辨证］脾肾两虚，水湿内停。

［治法］健脾益肾，温化水湿。

［处方］生黄芪30g，党参10g，当归10g，炒白术10g，陈皮6g，甘草6g，柴胡10g，升麻6g，泽泻15g，茯苓30g，猪苓15g，桂枝10g，白术15g，丹参15g，三七粉（冲服）6g。14剂水煎服。

二诊：6月4日。腹胀好转，尿量增加，下肢水肿消失，无牙龈出血，口干，饮水不多。腹部膨隆，腹围100cm，移动性浊音（＋），脉同前，舌苔较前稍厚，舌质较前发红。修订辨证为气阴两虚，水湿内停。原方加阿胶（烊化）10g、制鳖甲（先煎）10g，以滋阴利水。再进14剂水煎服。

三诊：6月28日。已无特殊不适，乏力已不明显，食欲增加，行走较前轻松。

［查体］肝未及，脾肋缘下3指可及，移动性浊音（－），下肢不肿。

继服上方1个月，建议查肝功，病人有顾虑未接受。随诊1年，病情稳定。

按：病人中年从事体力劳动，对自身健康关注不够，出现症状后查HBsAg阳性，乙肝病史不详。1年前易疲劳，没在意，继续劳作，久之气耗，致使症状加重，即乏力、心慌，活动后气短明显；气虚则气机不畅，故而腹胀，肝区不适；水谷运化依于后天之本之脾脏，脾气不足，水谷运化不利，故而水湿内停，随即出现水肿、腹水；久病及肾，肾之气化失职，水湿不化，更是雪上加霜。舌脉亦支持脾肾两虚，水湿内停证。故投健脾益肾利湿法。二诊时症状大减，但出现口干症状，且舌稍有发红，故加阿胶以滋阴养血，含猪苓汤之意；再加鳖甲即滋阴又软坚。诸药协力，必收良效。

例2：李某，男，58岁。就诊日期：1998年5月5日。

初诊：疲乏无力，下肢水肿，低热1个月。1988年诊为慢性乙型肝炎。现感全身疲乏无力，气短，面白不华，下肢水肿，近1个月低热，伴肝区轻痛。腹胀，食欲尚可，大便正常。脉弦，舌淡暗红，苔白腻。检查"大三阳"，转氨酶正常。腹部 CT 提示：肝硬化，腹水。

[查体] 腹软无压痛，肝未触及，脾肋下 2cm，质地偏硬，移动性浊音（＋），双下肢凹陷性浮肿。

[西医诊断] 慢性乙型肝炎后肝硬化，腹水。

[中医诊断] 鼓胀。

[辨证] 气血两虚，血瘀水湿内停。

[治法] 益气养血，活血，运化水湿。

[处方] 黄芪 15g，党参 10g，白术 10g，升麻 4g，柴胡 10g，当归 10g，白芍 10g，赤芍 15g，陈皮 6g，防风 10g，防己 10g，桃仁 10g，红花 10g，川芎 10g，车前子（包）10g，黄连 6g，甘草 6g。7 剂水煎服。

二诊：5 月 12 日。尿量增加，浮肿消失，肝区痛减轻，仍感乏力，出现口干，未再发热。查脾肋下 2cm，质地偏硬，腹水征（+-）。舌淡暗红，脉同前。上方加丹参 15g，黄精 10g。14 剂水煎服。

三诊：5 月 26 日。乏力减轻，已无气短。食欲正常。体温正常。守方 1 个月随诊病情稳定。

按：本例乏力、气短、面白不华，舌淡暗，为气血不足证。故用补中益气汤合白芍补益气血；气虚水停，故水肿、腹水，加用防风、防己、车前子以利水化湿，标本同顾；红花、桃仁活血化瘀，通而不痛，故肝区痛减轻并且活血化瘀法可抗肝脏纤维化，以防硬化继续恶化；方中黄连合白芍滋肝阴，清肝热。二诊时出现口干故加用黄精，加强滋补肝阴作用，以防水利阴伤；加丹参也是为加强化瘀力量。

第三节　脾胃病

中医脾胃病包括消化系统中胃肠方面的疾病。本章节主要突出介绍史济招教授如何将中医学理论与临床实践相结合、融会贯通。史济招教授"尊古而不泥古，创新而不离宗。"逐渐形成了对脾胃疾病的独特诊治思路与方法。

一、依脏腑功能确立治法

史济招教授认为脾胃之病的基本病机在于脾胃气机失调。诚如《临证指南医案》所说："纳食主胃，运化主脾。脾宜升则健，胃宜降则和。"脾胃气机不调，脾胃之病即生。脾胃病临床表现多而杂，史济招教授善于权衡标本、明辨疾病因素及临床症状的轻重缓急而灵活进退。

如温补法中佐用苦寒以降火，即温凉同方；有表证时，补益法佐以解表，即补中寓散，使之相反又相成。

1. 扶阳健脾和胃

脾胃在完成消化功能时以脾胃阳气来体现，脾主运化、胃主腐熟，均以阳气运动来完成。故此脾胃之病往往体现出脾胃阳气不足。脾胃同居中焦，胃喜润恶燥，脾喜燥恶湿，互为表里。如脾被寒、湿所困，则脾阳不振，无力鼓舞胃气，运化无力，升降失常，清浊相混。症见饮食欠佳，胃脘胀满，隐隐作痛，喜温喜按，甚则恶心呕吐，嗳气便溏，气短神疲，四肢无力，手足不温，舌苔薄白，脉沉细无力等阳虚脾虚之象。史济招教授认为此时病之重心在脾，理当扶阳健脾，常用方为黄芪建中汤或附子理中丸等。若寒盛肢冷加干姜温中散寒；若便溏加山药、白扁豆健脾生津，和中化湿，以助运化。正如唐容川所说："脾阳不足，水谷不化，脾阴不足，水谷仍不化也，譬如釜中煮饭，釜底无火固不熟，釜中无水也不熟也。"还可加入鸡内金消食化滞。史济招教授常用该方治疗胃溃疡和十二指肠球部溃疡。属脾胃阳虚者，其应用指征常有以下几点：①脘腹疼痛兼有喜温喜按者；②中虚无热邪，便溏或偏结，喜热饮食者；③口干喜热饮，舌苔薄白质淡胖，脉沉细者。脾胃功能恢复运输正常，病则自愈。

病案举隅

例1： 李某，女，35 岁。就诊日期：1999 年 7 月 13 日。

初诊： 胃脘不适 2~3 年。两三年来，胃脘不适，食后常感上腹胀满，平素着风或进冷饮及水果即有胃脘痛，左少腹部阴凉，大便经常不成形，或呈泡沫状。外院胃镜提示：浅表性胃炎。HBsAg（－），肝功正常。

[查体] 一般情况好，肝脾未及，下肢不肿。脉沉细，舌胖淡，苔白腻。

[西医诊断] 慢性胃肠炎。

[辨证] 脾胃虚寒。

[治法] 扶阳，健脾和胃。

[处方] 黄芪建中汤加味。

黄芪 15g，桂枝 10g，白芍 10g，吴茱萸 3g，黄连 6g，苍术 10g，厚朴 10g，陈皮 6g，炙甘草 6g，茯苓 10g，芡实 10g，莲子 10g，生姜 3 片，大枣 5 枚。

上方服用 1 周，病减大半，继服 1 周大便成形，胃脘不适症状基本消失。

按：病人脾胃虚弱，水谷运化不利，故而进餐则胀；水湿运化不利，停滞大肠，则大便经常不成形；由于脾阳不足，消化力弱，不胜寒凉，故而病人每进冷饮及水果时，即有不成形大便；气虚导致气机不畅，不通则痛，故而便前左少腹作痛。舌胖淡为脾气虚弱之征，苔白腻乃水湿运化不利之象。黄芪建中汤为温中补虚要方，有温建中阳，缓急之痛之奇效，病人脾胃虚寒，有冷饮即重的突出症状，故加吴茱萸温胃祛寒；方中伍用平胃散加茯苓以燥湿健脾和胃以助脾胃运化水湿；少量黄连配吴茱萸寓辛开苦降之意，交通中焦气机，脾升胃降，协调气机，除胀止痛；由于病人长期腹泻，导致营养吸收障碍，方中加用芡实、莲肉旨意健脾涩肠止泻，不仅截止营养流失，且有补充电解质之作用。以上诸药协力，泻止痛消。

例 2：刘某，男，27 岁。就诊日期：1998 年 12 月 20 日。

初诊：胃脘隐痛反复发作 10 余年。多饥饿时疼痛，进食后缓解，多深夜疼痛，喜温喜按，嗳气泛酸，乏力气短，形寒肢冷，平素喜温热饮食，大便溏软不畅。否认呕血及黑便。曾行纤维胃镜检查：十二指肠球部溃疡 0.8cm×1.0cm，脉沉细，舌淡有齿痕。

[西医诊断] 十二指肠球部溃疡。

[辨证] 脾胃阳虚。

[治法] 扶阳健脾和胃。

[处方] 黄芪建中汤加减。

黄芪 15g，桂枝 10g，白芍 15g，干姜 10g，大枣 10 枚，吴茱萸 3g，黄连 3g，白术 10g，党参 10g，炙甘草 6g，饴糖 30g。服药 14 剂。

二诊：症状明显好转。因食欲欠佳，原方中加鸡内金 15g，继续 14 剂，症状消失，嘱配丸药续服以巩固疗效。3 个月后来京复查，述其返籍后一直服中药，症状无反复。并复查胃镜提示十二指肠球部溃疡消失，疤痕形成。

按：病人胃脘隐痛，喜温喜按，乏力气短，形寒肢冷，大便溏软，属中阳不足，脾胃虚寒之证。午夜之后，阳气渐强为人之常态，若阳气不振，则气血不畅，故感夜间胃痛。综上之由，予黄芪建中汤恰如其分；消化性溃疡多与情志有关，方中加用吴茱萸、黄连虽有即左金丸之意，但在用吴茱萸、黄连的剂量上大有不同，取其辛开苦降之意交通气机之意，不影响总方的温性，又施抑肝和胃之计，针对泛酸之症；另有白术、党参、炙甘草补益脾胃，共抵病魔之苦。

2. 补气升陷固肠

脾气宜升则健，胃气下降则和，升降有序，中气下陷，升举无力，小腹下坠，大便溏泄，甚者脱肛。此乃脾虚气陷，气不足之证。其治法当宗东垣"内伤脾胃伤其气……其内为不足，不足则补之"之旨，拟以补气升陷。清升浊降，其病自解，方用补中益气汤加减。

📋 病案举隅

例：杨某，女，53 岁。就诊日期：1998 年 5 月 21 日。

初诊：腹泻 3~4 年，进生冷或季节交换期间腹泻加重。有时便中混有不消化食物及黏液，有便不尽感，平素乏力，胃脘嘈杂不适，食欲尚可，肛门有灼热感。

[查体] 体形偏瘦，肝脾未及，下肢可见静脉曲张。脉细滑，舌淡红，苔腻微黄。

[辅助检查] 上消化道造影：胃下垂。腹部 B 超：胆囊壁粗糙，肝、脾、胰未见异常。肝功正常。大便常规检查：稀糊状，可见脂肪球，余（－）。

[西医诊断] 慢性胃肠炎。

[中医诊断] 泄泻。

[辨证] 湿困中焦，中气下陷。

[治法] 运脾燥湿，补气升陷。

[处方] 黄芪15g，党参10g，炒白术10g，柴胡6g，升麻4g，当归10g，苍术10g，厚朴10g，陈皮6g，黄连6g，黄芩10g，葛根15g，茯苓15g，甘草6g，茵陈15g。14剂水煎服。

二诊：6月4日。上方服14剂，胃脘嘈杂症状缓解明显，大便基本成形，肛门无灼热感。

按：本例为湿滞中焦，脾胃升降失调，运化失权，故而胃脘不适，食物不易消化；中气下陷，故胃下垂，大便泄泻；湿滞化热，故而大便时混黏液，肛门有灼热感；舌苔微黄腻，也是体内有湿的征象。根据病人临床表现，本证为湿滞中焦，湿郁化热，下及大肠，故而出现大便时混黏液，肛门有灼热感。治则应以健脾举陷，燥湿清热。

处方以补中益气汤合平胃散补气升陷，运脾燥湿，加茯苓健脾化湿；又加葛根芩连汤清利大肠湿热；加吴茱萸佐制葛根芩连汤过于寒凉而使脾胃受伤；大便中有脂肪球，考虑可能与胆囊功能障碍有关，故加用茵陈配柴胡发挥利胆作用而助消化。

3. 燥湿运脾导滞

脾喜燥恶湿，易被湿扰，湿为阴邪，易困脾阳。人受雨淋或久居湿地，加之过食生冷肥甘，可致湿聚中焦，阻碍气机，损伤脾胃；亦可下注肠道，排泄紊乱。症见食欲不振，脘腹胀满，头重如裹，肢体倦怠，大便黏滞或泄泻，舌苔白腻或黄腻，脉象濡滑。史济招教授认为此时单一追求消导开胃，必因势单力薄，难获良效。而予燥湿运脾，行气和胃法，方能湿浊得化，脾胃功能恢复。方选平胃散，或柴平煎，亦可依病家体质强弱配伍补中益气汤以温中健脾、升阳益气。脾运有权，湿邪自去。

📝 病案举隅

例：李某，女，66岁。就诊日期：1997年5月8日。

初诊：胃脘不适伴腹泻1个月余，每日便1~2次，进生冷则腹泻加重，大便黏而不畅，腹胀矢气多，呃逆，不泛酸，乏力气短。脉沉细，舌苔白腻。

［既往］有慢性胃炎史。

［西医诊断］慢性胃炎、腹泻。

［中医诊断］泄泻。

［辨证］脾虚湿蕴。

［治法］燥湿运脾导滞。

［处方］苍术、白术各 10g，陈皮 6g，黄连 6g，炙甘草 10g，厚朴 10g，炒枳壳 10g，黄芪 15g，党参 10g，桂枝 6g，丹参 15g，山药 10g，白扁豆 10g。服药 14 剂。

二诊：胃脘不适明显好转，大便已成形，每日 1 次。但遇天气变冷或受凉则腹部胀满。舌薄白，脉沉细。再服 14 剂，诸症皆消。另取药 7 剂配丸药，以巩固疗效，随访 3 个月余未复发。

按：本例为湿困中焦，脾失健运。故选具有燥湿运脾、行气和胃功效的平胃散治之。方中以苍术为君药，以其辛香苦温，入中焦能燥湿健脾，臣药厚朴化湿除满，陈皮为佐，理气和胃，燥湿醒脾；加党参、山药、白扁豆实脾固肠；丹参与桂枝温通血脉，补中寓散，补而不滞，气血运行和谐，以利脾胃功能复常。

4. 疏肝理气解郁

中医学认为人的消化功能由肝、脾、胃共同参与完成。肝主疏泄，调节气机，以助脾胃消化。肝失疏泄，气机失调，横乘脾土，脾不健运，胃失和降。史济招教授从事肝病研究多年，经常发现慢性肝炎病人大多具有中医脾虚证如纳差、腹胀、便溏等症状，从西医的角度也可说明肝与消化的密切关系是客观存在的。肝失疏泄，可以导致肝胃不和、肝郁脾虚、胃肠气滞等证。史济招教授临床选方用药灵活，以逍遥散、柴胡疏肝散、小柴胡汤等为多。情志抑郁加香附、香橼；胃肠气滞加用枳壳，亦常选消导药如焦三仙；便溏可加炒芡实、诃子等。

病案举隅

例：刘某，女，55 岁。就诊日期：1999 年 5 月 10 日。

初诊：胃脘胀满不适 2 个月余。2 个月来经常胃脘胀满，并时伴嘈杂、灼热感，食欲正常，但饭后饱胀。心情不悦，爱生气，每以生气时上述症状加重，口干喜凉饮，但饮水不多，食欲正常，乏力不明显，大便正常。外院胃镜示慢性浅表性胃炎，反流性食管炎。脉沉细，舌淡红，舌苔薄腻微黄。

[西医诊断] 慢性浅表性胃炎，胆汁反流性胃炎。

[中医诊断] 胃脘痛。

[辨证] 肝胃不和。

[治法] 疏肝和胃。

[处方] 柴胡 10g，炒枳壳 10g，白芍 10g，陈皮 6g，甘草 6g，香附 10g，黄连 6g，黄芩 10g，苍术 10g，厚朴 10g，水煎服。

半月后复诊，症状大减。嘱其调整情绪，再进 2 周，症状基本消失。

按：病人肝气不疏，情志不遂，肝旺侮脾，中焦气机不畅，故而胃脘胀满。脾失健运，津不上承，故口干而饮水不多，郁久化热，故喜凉饮。舌苔腻微黄，也为湿浊不化之象。本例予疏肝解郁法，取柴胡舒肝散合平胃散治其之本，更加黄连一味，除取燥湿之效外，还启苦降之功，与苍术、厚朴相合，施辛开苦降法，使郁结之气得解。由于胆汁反流性胃炎常有胃脘灼热感，故加柴胡、黄芩寓柴平煎之意，以控制胆汁反流，而消除症状。

5. 温凉同方，协调升降

调节脾胃气机是治疗脾胃病的重要手段。脾胃之气机主要表现在升降，即脾升胃降。虽说脾胃功能以脾胃阳气体现，但对于脾胃二脏依阴阳学说来解释升为阳，降为阴，因而可以认为脾主阳、胃主阴，故而临床中会出现脾胃的阴阳失调，如阴火不降，阳气不升等证。此时史济招教授处方以温凉同方以调气机。

病案举隅

例：黄某，女，58 岁。就诊日期：2000 年 3 月 9 日。

初诊：胃脘胀满 1 年，饭后或饮水后加重，呃逆后似有缓解。平日纳差，常有恶心，口干喜饮，乏力气短，心悸梦多，大便溏软，曾用多种中西药治疗不效，故为此焦躁不安。脉细滑，舌淡暗，苔薄黄。B超疑胆囊息肉及胆内胆固醇结晶，肝功能未见异常。

［查体］全腹无压痛，肝脾未及。

［西医诊断］慢性胃炎，胆囊息肉。

［中医诊断］胃脘痛。

［辨证］脾虚气滞。

［治法］健脾理气。

［处方］黄芪15，党参10g，苍术、白术各10g，升麻4g，厚朴10g，陈皮6g，炒枳壳10g，丹参15g，黄芩10g，黄连6g，炒枣仁10g，炒远志10g。

上方服用6剂，症状大减，效不更方。

按：病人主症胃脘胀满，多在饭后或饮水后加重，呃后缓解，说明中焦脾胃升降不利；口干喜饮，舌苔黄，提示有上焦虚热。审前医处方，或予参苓白术散，或予香砂六君子汤，而疗效不显，责之只注意脾虚气滞，而忽视了上焦虚热。史济招教授认为本例虽为脾虚，但如若不同时潜降阴火，阳气则不能得以升发。中焦气机升降失调，以致上症顽固不消。因此，在选用补中益气汤合平胃散温健脾阳的同时，佐以黄芩、黄连配柴胡泻上热，降阴火；阴火潜降，阳气得升。厚朴可增强胃肠蠕动以促胃排空，再加枳壳增强理气消胀，并协助柴胡疏肝解郁，以消急躁之症；另有炒枣仁、炒远志助其卧静眠安；气机不畅常致血滞，病人舌质暗说明已有血瘀之趋势，故用丹参易补中益气汤中的当归，既避当归滑肠之偏，又不致使活血之力削减。此方温燥与苦寒同用，有升有降，组合严谨，药到病愈。

6. 补中散寓，补散相益

对脾胃病久，又感新疾，使旧疾加重者，本应先解表，以防"闭门留寇"，然史济招教授更强调顾护脾胃，予散中寓补法。认为此法不但防止发散劫正、加重病情，而且通过扶正可以提高发散效果。

病案举隅

例：朱某，女，36岁。就诊日期：1999年4月9日。

初诊： 慢性肠胃炎史，食后胃脘胀，大便溏泻近 2 个月，反复感冒，近 3 天又觉周身不适，恶风汗出，咳嗽咽痛，乏力气短，呕恶便溏，面色苍白。脉沉细，舌苔薄白，舌质淡有齿痕。

[西医诊断] 慢性胃肠炎。

[中医诊断] 外感。

[辨证] 阳虚外感，脾肺气虚。

[治法] 补脾益气，宣肺止咳。

[处方] 黄芪 15g，党参 10g，升麻 4g，柴胡 4g，陈皮 6g，甘草 6g，蝉蜕 6g，贝母 10g，苏叶 10g，苦桔梗 6g，杏仁 10g，服 6 剂。

二诊： 药后感冒已愈，咳已减轻。仍感疲乏便溏，舌淡沉细。仍宗原法。

[处方] 党参 10g，黄芪 15g，白术 10g，苍术 10g，党参 10g，升麻 4g，厚朴 10g，丹参 15g，陈皮 6g，甘草 6g。再进 6 剂而愈。

按： 病人旧病在身，正气不足，新感外邪，此乃外邪束表，胃气不振所致；土不生金，肺脏亦病。治疗应当疏表和胃，标本兼治，使表散邪解，胃气活跃，纳谷和顺。选方补中益气汤稳固中焦脾胃之气，正气足，蠲邪有力；加苦桔梗、杏仁、苏叶宣肺解表，蝉蜕利咽。方中有补有散，补而不滞邪，散而不伤正，进后病瘥。

二、依辨证分型投方

慢性肠胃炎症状繁杂，故而临床中医各家分型亦各有所异，各证型亦无绝对界限。史济招教授主张可不拘一格，根据中医辨证论治原则、熟悉方剂功能及药味的性味归经，抓主要矛盾组方投之，可收良效。

1. 虚寒型——黄芪建中汤加吴茱萸、黄连

黄芪建中汤是温中补虚，和里缓急，调和营卫之要方。脾胃虚寒时应用该方再加用吴茱萸是合理顺情，而史济招教授常与苦寒的黄连联用，似有违于病本。然细揣其意，黄连配吴茱萸，目的仍为辛开苦降，脾胃气机得以调畅，中焦阳气得以伸展，通则不痛，阳长寒消。值得提醒的是，黄

连的用量上要小于吴茱萸，故可消除温中大法被干扰之顾虑。即使脾胃虚寒伴有大便溏软者，也不必顾及黄连之性寒，因黄连除有吴茱萸佐制外，还有燥湿止泻之效。本型若胃脘疼痛明显者时还可加金铃子散即元胡、川楝子。

病案举隅

例：史某，女，26 岁。就诊日期：1999 年 7 月 8 日。

初诊：胃脘痛4~5年，加重2周，进食生冷或硬食后症状更重，无泛酸，无呃逆，食纳尚可，伴有头晕，气短，怕冷，眠差多梦，大便不成形，不含脓血。温习以往诊治情况，多用中成药，如香砂养胃丸、肝胃气痛片及西药等，疗效不理想。既往无特殊，否认肝病史。

［查体］腹软，无压痛，肝脾未及。脉细弦缓，舌淡暗，苔白微腻。

［西医诊断］慢性胃炎。

［中医诊断］胃脘痛。

［辨证］脾胃虚寒，心脾两虚。

［治法］温中补虚，益心健脾。

［处方］黄芪建中汤加黄连加减。

黄芪 10g，桂枝 10g，白芍 20g，生姜 3 片，大枣 5 枚，甘草 6g，吴茱萸 5g，黄连 3g，枳壳 10g，炒远志 10g，炒枣仁 10g。

上方服用 6 剂，症状大有好转。

2. 寒热错杂型——平胃散加吴茱萸、黄连

平胃散是主治湿滞中焦传统用方。由于湿为阴邪，其性多寒；湿性黏易凝，也可郁而化热，故虽以湿致病，也常可导致寒热错杂。此时单用平胃散治疗似乎力薄，史济招教授善以平胃散加减，常加吴茱萸、黄连。此举既能辛开苦降，通利中焦气机，又因寒热并举，各攻其敌。寒热错杂以寒为著者吴茱萸量大于黄连；以热为著者黄连用量大于吴茱萸；如胃脘胀满为著时，二药等量并用量不超过 6g。本型如若伴有纳呆时可加白术、茯苓。

📖 病案举隅

例：赵某，女，51岁。就诊日期：1997年11月4日。

初诊： 上腹胀满、恶寒喜暖加重20余天，伴有食欲不振，呃逆不畅，口苦、口干、口黏，不思饮水，周身乏力，忽冷忽热，阵阵汗出，频频肠鸣，大便溏软。两胁不胀，肝区不痛。

［查体］腹部平软，无压痛，肝脾未及，下肢不肿。脉弦滑，舌暗，边有齿痕，苔白微腻。

［西医诊断］慢性胃炎急性发作。

［辨证］中焦湿滞，寒热错杂。

［治法］燥湿运脾，和解中焦。

［处方］平胃散加萸连加减。

苍术10g，厚朴10g，陈皮6g，甘草6g，吴茱萸6g，黄连6g，桂枝10g，白芍10g，枳壳10g，炒枣仁10g，炒远志10g，焦神曲10g。

上方服6剂，于11月11日复诊，除仍有呃逆不畅外其他症状基本消失。

3. 脾胃气滞型——补中益气汤加香附、厚朴、枳壳

补中益气汤是治疗中气不足或中气下陷之主方。不少医家认为该方温补碍气，因此有气滞者一般不用。然史济招教授认为滞久气亦耗，单用理气或破气之法恰如敌我同归于尽，自然不是医者之意，应扶补正气，强我胜敌才是上策。史济招教授依证变通，主辅相宜，用补中益气汤加香附、厚朴、枳壳为基本方治疗本证，疗效满意。肝为气机之枢纽，香附入肝经，既行滞又疏肝；厚朴辛温，苦燥辛散，一可理脾胃之气，二可燥湿化痰；枳壳理气宽中，如若病人气滞症状较著，可将枳壳改为枳实。三药伍于补中益气汤中为消补相寓，各立其功。该方实际是补中益气汤、枳术汤（《金匮要略》方，由枳壳、白术组成）、厚朴温中汤（《内外伤辨惑论》，由厚朴、陈皮、甘草茯苓、白蔻仁、白木香、干姜组成）三方相合而成。后二方都是消补兼施之剂。一般说来，脾胃的正常运化，由肝之疏泄功能正常的保障下完成，尤其在气机升降方面二脏的相互配合表现得更为突出。本型病人如胃脘疼痛明显时可加用郁金。

病案举隅

例：张某，男，38 岁。就诊日期：1997 年 10 月 28 日。

初诊：胃脘撑胀感半年。平素纳呆，呃逆，易烦急，眠差多梦，精神不振，记忆力下降，肝区作痛，不心慌，无胸闷，近半年体重下降 10 余斤，近 1 周来大便初干后溏。脉弦滑，舌淡暗，边有齿痕，苔薄白。

[查体] 腹部平软，上腹轻压痛，叩诊呈鼓音，肝脾未及。3 年前查胃镜诊为胃息肉。

[西医诊断] 慢性胃炎，胃息肉，肝炎不除外。

[辨证] 中焦气滞，心脾两虚。

[治法] 理气和胃，补益心脾。

[处方] 补中益气汤加减。

黄芪 15g，党参 10g，白术 10g，升麻 6g，柴胡 6g，丹参 15g，陈皮 6g，甘草 6g，枳壳 10g，香附 10g，厚朴 10g，白芍 10g，茯苓 15g，合欢皮 15g，黄连 6g。

上方服用半月，症状减轻幅度较以往任何治疗都大。

4.脾胃湿热型——柴平汤加枳壳、黄连

柴平煎由小柴胡汤和平胃散合方而成，为和解少阳，祛湿和胃之要方。有研究提示该汤具有控制胆汁反流之效，结合脾胃湿热型胃炎之主症与胆汁反流性胃炎的症状有吻合之处，故选用柴平煎试之。由于本证型以湿、热表现颇为突出，因此加用黄连清热燥湿，一举两得；湿邪黏滞易生瘀，热耗津液而致瘀，故用枳壳帅气攻滞，通则不痛。另外，黄连一味，还启苦降之效，与苍术、厚朴相和，辛开苦降，能解郁结之气，通而不痛。本型如若伴有食欲不振时可加藿香、佩兰。

病案举隅

例：王某，女，55 岁。就诊日期：1998 年 5 月 14 日。

初诊：胃脘胀满不适 2 个月余，胃内灼热感，口干喜凉饮，但饮水不多，食欲正常，乏力不明显，爱生气，生气时上述症状加重，大便正常。脉

沉细，舌淡红，苔白腻微黄。

[西医诊断] 慢性胃炎。

[辨证] 脾胃湿热。

[治法] 调和脾胃。

[处方] 柴平煎。

苍术 10g，厚朴 10g，陈皮 6g，甘草 6g，黄连 6g，炒枳壳 10g，柴胡 10g，黄芩 10g，半夏 6g。14 剂水煎服。

服药半月，症状大减。

第四节　强直性脊柱炎

强直性脊柱炎（AS）是一种以侵犯脊柱中轴关节为主要特点致残性较高的自身免疫性疾病。主要表现为脊柱周围即腰臀，骶髂部疼痛、僵硬或活动受限。急性期可以以外周关节肿胀疼痛为首发症状。其病因复杂、病程较长，目前尚无根治的特效疗法。国内外文献报道，西药柳氮磺胺吡啶（SASP）和甲氨蝶呤（MTX）对该病有较肯定疗效，史济招教授认为中西医结合的治疗方法对遏制其病情进展有更好的前景。

根据中医学理论史济招教授认为 AS 发病机制在于先天禀赋不足，或后天失养导致正气亏虚，风、寒、湿、热之邪乘虚而入，使气血经络遭病邪所阻而引起。史济招教授认为邪气入侵，当以祛邪为主，但病本属虚，即使患病早期需施用祛邪法时，也需兼顾扶补正气；疾病中期，正气有损，邪气未尽，此时应扶正祛邪并举；疾病后期，正气已虚，当以扶补正气为主要治法。总之，根据病情大抵分病初以驱邪为主扶正为辅，中期以扶正祛邪并重，晚期以扶正为主三个治疗步骤。然三个阶段并非截然分开的，临床还应根据主要症状表现来辨证施治。

一、祛邪

祛邪法用于发病初期。强直性脊柱炎发病初期以病变部位肿胀疼痛为突出表现。由于风、寒、湿、热之邪致病，临床症状表现有所偏重，如以风邪为主时，疼痛部位不固定；以湿邪为主时疼痛部位有重着感；以寒邪为主时疼痛部位以冷痛为主；以热邪为主或久郁化热者，疼痛部位红肿热痛等特点。故此根据临床症状大致从如下几方面入手。

1. 祛风除湿

方剂如养血祛风汤（防风、羌活、独活、秦艽、当归、白芍、川芎、陈皮等）。常用药如防风、羌活、独活、秦艽、威灵仙、透骨草、豨莶草、海风藤等。

2. 温经散寒

方剂如桂枝附子汤（桂枝、炮附子、甘草、大枣）或温经汤。常用药如桂枝、细辛、制附子、肉桂等。

3. 清热燥湿

常用药如知母、生石膏、黄芩、黄柏、桑枝、连翘、忍冬藤等。

临床中强直性脊柱炎大多合邪致病，机械划割不符临床实际，故应根据临床症状联合用药。

二、扶正

扶正法用于强直性脊柱炎中晚期。表现为邪气未尽，正气已虚，或邪气虽除，正气受损。因此扶正治疗逐渐成为主导地位。

1. 强调脾胃功能

疾病发生的重要原因为机体正气相对不足。而人体正气的生成源于水谷之精微，赖于脾胃之功能。临床发现 AS 病人大多伴有乏力、消瘦等症状，此种表现为中医脾虚、气血不足的证候。另外，脾主肌肉四肢的理论也支持该病与脾的重要关系。

现代医学对脾胃的研究很多，认为中医脾胃不仅指消化系统功能活动，同时还包括免疫、内分泌、血液、神经等更多系统。这些系统的某些疾病表现也常具有脾虚证的症状。因此重视脾胃之气在疾病发病过程中的作用具有非常重要的意义。另外现代免疫药理学研究认为一些补脾气药如人参、黄芪、甘草不但能改善脾胃消化吸收功能，还从整体上调节神经－内分泌－免疫系统，具有免疫双向调节作用，从而提高抗病能力，促进机体康复。所以在治疗本病时注重补益脾胃之气，根据病情及病程增减用药是十分重要的。

常用药味：黄芪、党参、白术、茯苓、陈皮、山药等；有研究认为补中益气汤具有调节免疫功能的作用，因此我们将补中益气汤用于本病的治疗中，已见较好的苗头。

2. 重视先天之肾

肾为先天之本，主骨生髓，脊柱又为督脉所过，亦有"腰为肾之府"之说。因此本病的发病特点与临床证候均与肾和督脉有密切关系。西医学认为，中医学的肾精与人体的遗传及自身免疫系统密切相关，故在治疗上补肾是不可疏忽的重要一环。根据病情选法用药如下。

（1）滋肾阴：生地、枸杞子、女贞子、当归、熟地、白芍等药或六味地黄丸、知柏地黄丸。

（2）补肾阳：附子、肉桂、仙灵脾、菟丝子、巴戟天等药或金匮肾气丸等。

（3）强筋骨：川断、寄生、狗脊、杜仲等。

三、加强活血化瘀

疼痛是 AS 病人的最大痛苦。中医认为，气虚可致血瘀，瘀则不通，不通则痛，由此可见血瘀是疼痛的直接原因。另外，从西医的观点出发，不少慢性病都有微循环障碍，血瘀贯穿于本病的全过程，影响组织修复。因此在扶正祛邪的同时加强活血化瘀。还应注意应用活血药时需紧紧地把握药性，根据辨证选药。对血虚血瘀者选用活血养血类如：当归、鸡血藤、丹参等；对于瘀血证突出而体质虚弱者选用活血化瘀类如：桃仁、红花、赤芍、益母草、川芎；对于血瘀证较重者短期选用活血逐瘀类：三棱、莪术、水蛭、土鳖虫等；或活血散结类如：王不留行、穿山甲等。长期服用治血化瘀类药物对抑制病情恶化及防止关节变形以致功能障碍具有一定的意义。

四、结合现代药理研究选药

根据现代药理作用选择用药是目前中西医结合的基本模式之一，且临床中已见成效。治疗该病的应以抗炎、止痛及促进组织修复为重点。

抗炎作用：通过作用于丘脑－垂体－肾上腺皮质轴各环节（或直接影响肾上腺皮质）使皮质激素增多而抗炎；降低毛细血管通透性，减少渗出；扩张微血管，改善血液循环，促进组织修复等作用。药如汉防己、秦艽、细辛或独活寄生汤等。

镇静镇痛：通过抑制痛觉中枢，或麻痹末梢神经作用而止痛。如杜仲、桑寄生、薏苡仁、乌头、青风藤等。

改善循环：具有扩张外周血管功效的药如乌头、汉防己、桂枝、细辛、络石藤、桑寄生、杜仲、怀牛膝等；减轻血液黏稠度的药物如桂枝、羌活、独活、威灵仙、秦艽、络石藤、千年健、狗脊、续断、蛇类等；均有不同程度抗凝作用，改善局部血液循环，增强局部营养，促进局部病变吸收的作用。

📑 病案举隅

例1：王某，男，26岁。就诊日期：1997年2月20日。

初诊：全身关节疼痛，反复发作6个月。病人于上呼吸道感染未彻底治愈时即进行冰水作业，自此以后便逐渐出现周身关节交替性疼痛，活动受限，有时伴有关节红肿热痛，体温上升。曾查血沉170mm/h，白细胞（10~13）×10^9/L，右膝关节腔抽出大量黄绿色液体，未见结核菌。近期又出现腰部僵痛。当地医院给予消炎、抗结核、激素等治疗，疗效不佳。后由我院免疫科专家诊断为强直性脊柱炎。予柳氮磺胺吡啶治疗，服药时症状有一定减轻，但不巩固。

现症见周身乏力，关节疼痛，腰部发僵，食欲不振，嗜睡，二便正常。

[查体]面色苍白，口唇指甲发绀，心肺正常，肝脾不大，腰背僵直，关节活动受限，多处关节红肿热痛，肿大之关节处皮下有点状及片状瘀斑，右小腿腓肠肌萎缩。脉弦细，舌绛紫，苔薄微黄。

[西医诊断]强直性脊柱炎。

[辨证]气虚血瘀，湿热阻络。

[治法]益气活血，清利湿热。

[处方]补中益气汤合活血片加味。

黄芪15g，党参10g，白术10g，升麻4g，柴胡4g，当归10g，白芍10g，陈皮6g，金银花10g，连翘10g，秦皮10g，炙甘草6g。

另服活血片（桃仁、红花、茜草、鸡血藤、陈皮、丹参、川芎、山楂等）5片，日3次；磺胺柳氮吡啶每日3g。

按：脾气虚弱则乏力、纳差、嗜睡、食欲不振；脾生血、主四肢肌肉，脾虚则面色苍白、肌肉萎缩；气虚血瘀，则关节僵直，活动受限，口唇指甲紫暗，关节处皮下有点状及片状瘀斑；瘀久化热，多处关节红肿热痛。舌脉亦属于气虚血瘀化热之象。以补中益气汤益气健脾生肌，方中金银花、连翘、秦皮祛湿热，针对关节红肿热痛而用；白芍一则解痉止痛，二则柔肝以助脾气健运；以活血片活血化瘀，提高血运，以利组织修复。

服药2周后，症状大减，关节红肿基本消失，但不稳定。故在原方中加大活血化瘀通络力量。加用红花、桃仁、鸡血藤、地龙、蜈蚣及羌活、独活。成药继续服。服药3周后，病情继续好转，对活血类中药尚可耐受，故再加大活血强度，方中又加三棱、莪术。遵以上原则，先后治疗3个月，病情基本稳定。现关节已不痛，行动较前自如，生活可自理。

本病为难治病之一，虽说中西医都有一定的治疗方案，但疗效并非都能满意。因此用中西医结合起来治疗该病，可取得更好的疗效。另外，以往在治疗体质较差的病人时，不敢较大剂量使用活血药，认为大量活血药有破血伤正之弊。但史济招教授认为只要密切注意病情变化，由小剂量逐渐加大活血药的用量，同时有益气药做后盾，即攻补兼施，便可扬长避短，邪去病瘥。

例2：言某，女，32岁。就诊日期：1998年4月21日。

初诊：产后身痛8个月，8月前顺产一女婴，自觉受风，此后即觉身痛。主要以肩关节、肘关节、膝关节痛为主。膝关节肿痛，不发热，出汗多，动则汗出，伴胸闷、气短善太息，乏力，怕冷喜暖，大便不成形。已停止哺乳。

［查体］肝脾未及。食指第二关节皮肤红斑，下肢不肿。舌暗红，苔白微腻。

［辅助检查］HLA-B27（-），血沉、自身抗体、类风湿因子、CRP均正常。自述当地X线示双侧骶髂关节改变，符合强直性脊柱炎。

［西医诊断］关节痛待查。

［中医诊断］痹证。

［辨证］气虚血瘀。

［治法］益气活血。

［处方］补中益气汤合丹参15g，白芍10g，桃仁10g，三棱6g，莪术6g，鸡血藤30g，王不留行10g。

建议做双侧骶髂关节影像检查或带片会诊。病人惧怕X线对身体有影响而拒绝。同意下次就诊带片会诊。

二诊：2周后复诊，当地X片示双侧骶髂关节改变，符合强直性脊柱炎。服药之后，症状已减大半。仍汗多。嘱继服上方加桂枝10g，山茱萸10g，继服14剂。随访3个月，身痛已消。

按：本例以产后身痛就诊，但影像检查支持强直性脊柱炎。按中医辨证为气虚血瘀，方取补中益气汤加活血化瘀药，症状缓解。虽然强直性脊柱炎不能根治，但减少缓解症状可提高生活质量，也符合医家所求之意。

第五节　溃疡性结肠炎

溃疡性结肠炎是一种病变限于大肠黏膜及黏膜下层的非特异性炎症性疾病，由多种病因综合交互作用引起。多累及直肠和远端结肠，亦可遍及整个结肠。临床症状轻重不等。其临床症状以腹泻腹痛、黏液脓血便、里急后重等为特征，多有反复发作，或迁延持续。具有病因复杂、病程较长、不易痊愈、较易复发的特点。

根据本病的临床表现属于中医学"泄泻""痢疾""肠澼"的范畴。史济招教授认为本病的发病是由内因和外因的共同作用。内因源于肝、脾、肾脏腑功能失调；外因责之于饮食不节、湿邪伤脾、寒滞大肠、气滞血瘀等。但追其本质，其病理基础为脾虚运化失职。根据病人的临床表现分为大肠湿热、肝脾不和、脾肾阳虚、气滞血瘀等证型。但临床病证复杂，脏腑受伤交错，导致中医证型之间并没有绝对的界限。如有些病人由于病情迁延导致心理障碍出现失眠、抑郁等，临床出现的心脾两虚证就不在上述证型的范围之内。因此在施治时不可拘泥一格，应随证立法施治。常用方剂葛根芩连汤、参苓白术散、补中益气汤、归脾汤、四神丸、痛泻要方等。随症加减：大便脓血较多者，加败酱草、白头翁、薏苡仁；腹痛较甚者，加延胡索、木香；便血明显者，加生地榆、紫草、槐花；大便白冻黏液较多者，加苍术、薏苡仁、茯苓等；畏寒怕冷者，加干姜、吴茱萸等；里急后重，加槟榔、炒枳壳等；久泻气陷者，加炙升麻、柴胡、荆芥炭、炒山药、莲子肉等；久泻不止者，加补骨脂、炒芡实、诃子、金樱子等。

📝 病案举隅

例1：梁某，女，66 岁。就诊日期：1997 年 8 月 26 日。

初诊：反复大便溏泻 1 年余。1 年来大便溏泻，偶尔伴有脓血及黏液，排便前左下腹轻度不适，腹中肠鸣，觉有气窜，便后肛门有灼热黏腻感。食欲正常，肠镜提示溃疡性结肠炎。平素无乏力，但发作时轻度疲倦。曾用健脾益气法初始症状稍有减轻，后屡治不效。近期查大便呈黏液型软便，潜血阳性。脉细，舌胖，边有齿痕，苔黄腻，中间稍厚。

［西医诊断］溃疡性结肠炎。

［中医诊断］泄泻。

［辨证］大肠湿热，脾失健运。

［治法］清利大肠湿热，健脾益气。

［处方］葛根 15g，黄芩 10g，黄连 6g，白术 10g，茯苓 15g，党参 10g，甘草 6g。6 剂水煎服。

按：本例大便溏泻、便后肛门灼热、便质黏腻，时见脓血，舌苔黄腻，均为大肠湿热之症。以葛根芩连汤清大肠湿热；病人患病较久，有伤正气，发作时身感疲倦，舌胖，边有齿痕，说明有脾气不足之趋势，故予四君子汤（白术、茯苓、党参、甘草）补气健脾。两方合用，疗效显著，服药6剂，病情大有好转，嘱病人按原方继服。病人服药期间，大便基本成形。为巩固疗效，现隔天一剂，随访2个月偶有溏便。建议病人择期复查肠镜。

例2： 李某，男，38岁。就诊日期：1965年3月20日。

初诊： 反复黏液样便近1年。1964年4月开始出现糊状黏液样便，并经常混有鲜血，量时多时少，同时伴有腹胀、左下腹痛及里急后重感。腹痛以绞痛为多，排便后腹痛即可消失。乙状结肠镜检查：肠黏膜弥漫性充血，其表面散在小溃疡。诊断为溃疡性结肠炎。初期采用柳氮磺胺吡啶保留灌肠，似乎有效。后来屡有复发，并且发作次数越来越频繁，大便次数增加，甚者每日20~30次，且粪便以黏液和血为主。曾尝试多种西医治疗，效果不巩固。在此期间，食欲明显减退，体重迅速下降，倦怠乏力，整日卧床不起，轻微活动即可心悸、气短、眠差。

［既往］5年前患十二指肠溃疡。

［查体］面色苍白，骨瘦如柴，全身浅表淋巴结恰及，心肺正常，左下腹压痛肝脾不大，膝反射迟钝，舌质淡，苔白，脉沉细。

［辅助检查］红细胞1.6×10^9/L，血红蛋白58g/L，白细胞3.2×10^9/L，尿常规正常，大便培养阴性。

［诊断］溃疡性结肠炎。

［辨证］心脾两虚。

［治法］补益心脾。

［处方］归脾汤加减。

党参10g，黄芪15g，桂圆肉10g，当归10g，白术15g，茯神15g，炒枣仁15g，炒远志10g，黄连6g，大枣15g，生姜3片，炙甘草6g。

服2周后病情明显改善，大便次数降至每日3~5次。继服14剂水煎服。黏液及血量亦减少，食欲渐好。全身状况改善。继服45天后，重返工作岗位。

第六节 贲门失弛缓症

贲门失弛缓症是一种食道原发性运动障碍性疾病。以食管缺乏蠕动和食管下括约肌（LES）松弛不良为特征，表现为食管功能性梗阻。出现吞咽困难、食物反流、胸部不适或胸痛等临床症状。钡餐造影显示：食道扩张，贲门开放受限，呈鸟嘴样狭窄。由于该病影响食物消化，导致营养吸收不良，故而有些病人可伴有体重减轻等表现。本病发病机制及病因都不明确，目前尚无有效的相关防治措施。西医主要对症治疗，如注射肉毒素、球囊扩张、支架放置、外科手术、内镜下括约肌切开等。但这些措施不易被病人接受，而更容易使病人接受的中医药越来越受到关注。中医无贲门失弛缓症病名。根据该病的临床表现特点，属于中医"噎膈""胃脘痛""梅核气"等范畴。根据病人的临床表现辨证梳理出如下几个证型：①肝胃不和；②肝郁脾虚；③脾胃虚弱；④气滞血瘀；⑤脾胃湿热。但是，由于病人体质差异、疾病轻重不一。往往出现证型之间不能截然分开而相互夹杂。在治疗时需要抓主症用药，再随症加减。

一、肝胃不和、肝郁脾虚

本病与精神因素有一定关系，我院统计的 116 例贲门失弛缓症病人中 37% 有精神诱因。病人性情急躁，每于情绪刺激、精神紧张时症状加重，舌苔薄白，脉弦。此属肝气不疏，而导致肝胃不和、肝郁脾虚证。其病机为肝属木，脾属土。木喜疏泄条达，肝气郁结，疏泄失常，横逆乘土，胃失和降。伴有呕恶、嗳气、胃脘饱胀者为肝胃不和；伴有乏力、便溏、腹胀者是肝郁脾虚。对于这一类病人，应多做解释工作以打消其顾虑，在辨证的同时，给予疏肝解郁、和胃健脾方药，很有必要。治疗时除对病人进行开导外，常用疏肝抑木之法以制肝气横逆。常用方剂柴胡疏肝散、逍遥散、小柴胡汤、旋覆代赭汤等。总之有精神色彩者常应考虑应用疏肝法。

二、脾胃虚弱

病人伴有食欲不振，身倦乏力，畏寒喜暖，腹有下坠感，大便稀溏，脉沉细，舌淡有齿痕，苔白或微腻者属脾胃虚弱。其病因饮食不节或素体脾胃不和，脾胃失养，久之脾胃虚弱，运化不利，故而食欲不振，腹坠便溏；脾胃不足，气血化生失利，机体失于滋养，故而身倦乏力；气虚则阳气不达，故而畏寒喜暖。此时用补中益气汤、平胃散、香砂六君子汤等。

三、气滞血瘀

病人如若表现为上腹疼痛如针刺，痛位基本固定，食后加重，舌质紫暗或见瘀斑，脉弦。胃镜可见食道下段狭窄，食道黏膜可伴有炎症、出血点或溃疡或疤痕形成，此为气滞血瘀证。因病程较长，久病入络，血瘀内停，食道下段狭窄更甚。治疗当以活血片（桃仁、红花、川芎、赤芍、丹参、生山楂、鸡血藤、王不留行）为主，酌情配伍理气止痛之品。如木香、郁金、香附、焦麦芽等。常能收到较为理想疗效。

四、脾胃湿热

临床可见胸脘疼痛，嘈杂灼热，口干口苦，渴不欲饮，神疲体倦，纳食不香，恶心，反胃，口气臭秽，大便不畅，舌苔黄腻，脉滑数。钡餐造影可见食道扩张、食物残留；胃镜示：食道黏膜充血、肿胀明显，或局部糜烂。此为湿热之证，拟以辛开苦降之法治之。常用半夏泻心汤、柴平煎等。

📖 病案举隅

例1：李某，女，未婚，25岁，护士。就诊日期：1978年3月5日。

初诊：进行性吞咽困难2年。根据病人记忆1975年12月20日她在一次与他人发生矛盾，生气后忽然感到胸闷，继之吞咽困难，几小时后不适的感觉才逐渐消失。此后，经常在生气后出现这种情况，发作早期间隔时间比较长。但最近发作越来越频繁，发作多在暴食或工作紧张的时候出现，发作的时间比较短暂。但是随着时间逝去病情发展得也日益严重，开始她不能进食固体食物，以后甚至半流质饮食也难以吞下，来诊前她每次只能喝少量牛奶。她已 5 天未解大便，尿色深，渴不思饮。

［查体］发育正常，营养欠佳。左锁骨上淋巴结未触及，耳鼻喉正常，心肺正常，肝脾不大。膝反射正常。舌质暗红，苔黄，脉弦滑。

［辅助检查］大便潜血阴性。血常规、血沉正常。上消化道钡餐造影检查提示：钡剂几乎不能下行，距贲门 3cm 以上可见锥形狭窄，其上端横径为 2.7cm，黏膜光滑，未见息肉或肿物。

［诊断］贲门失弛缓症。

［辨证］肝气郁结，气滞血瘀，气血痰互凝。

［治法］疏肝理气，活血化瘀，行气化痰。

［处方］逍遥散方加减。

柴胡 10g，当归 10g，白芍 10g，白术 10g，厚朴 10g，苏叶 10g，枳壳 10g，白茅根 30g，生地 10g，连翘 10g。6 剂水煎服，每日 1 剂。

随诊：服上方汤剂治疗 3 天以后，病人即觉胸闷缓解，食欲改善，已经可以进软食，如粥、烂面等。服上方治疗第 6 天后所有症状均已消失。已经可以正常饮食。上消化道钡餐造影检查已呈阴性，病人非常满意。但是 1 个月后，再次生气后过去的症状又出现，自服上方汤剂后症状又全部消失。此时我们建议病人：①任何时候都尽量让自己快乐；②注意每日的进食；③不要过度消耗体力和精神。

例2：高某，女，已婚，36 岁，中学教师。就诊日期：1998 年 12 月 11 日。

初诊：自觉咽喉部堵伴有吞咽困难 40 余日。病人 40 余日前因为学校提级问题不能如愿，而感到异常不安，从此默默不语，深感委屈。不久感到咽喉部发堵，食欲迅速减退，并且感到沿胸骨左缘疼痛，好像被掐捏、烧灼或胀痛。查心电图正常。最近又出现吞咽困难，一次只能进食几口牛奶，情况越来越坏，虚弱的只能终日躺在床上。体重急剧下降。大便 4~5 日才有 1 次，量很少。

［既往］无特殊记述。

［查体］消瘦、虚弱样容貌。面色苍白晦暗。浅表淋巴结均可以触及。心肺正常，腹平软，无压痛，肝脾不大。膝腱反射存在。舌质淡，苔薄白腻，脉沉细。

［辅助检查］血、尿、便常规正常。食管钡餐造影检查：食管呈漏斗状，上端扩大，贲门部狭窄，黏膜光滑，未见息肉或憩室。

［诊断］贲门失弛缓症。

［辨证］气血两虚，肝脾不和。

［治法］补益气血，调整肝脾。

［处方］补中益气汤加减。

黄芪 30g，党参 10g，白术 10g，升麻 6g，当归 10g，白芍 10g，柴胡 10g，香附 10g，郁金 10g，枳壳 10g，茜草 10g，陈皮 10g，甘草 6g。12 剂水煎服。每日 1 剂。

［随诊］服上方汤剂 12 剂后咽喉堵的症状消失。全身情况明显改善。嘱病人继续服用原方 1 个月。1 个月后病人完全恢复正常。

第七节　肠易激综合征

肠易激综合征是一组持续或间歇发作，以腹痛、腹胀、排便习惯和（或）大便性状改变为临床表现，但是缺乏胃肠道结构和生化异常的肠道功能紊乱性疾病。典型症状是与排便异常相关的腹痛、腹胀，根据主要症状分为：腹泻主导型、便秘主导型、腹泻便秘交替型。精神、饮食、寒冷等因素可诱使症状复发或加重。临床以腹泻主导型前来就诊颇多，中医学将此归为"泄泻"范畴，其病变部位在于脾胃与大小肠，致病因素有感受外邪，饮食所伤，情志不遂，脾胃虚弱等。史济招教授根据病人的临床表现梳理辨证，分出以下几个证型：①感受外邪；②食滞肠胃；③肝气乘脾；④脾胃虚弱。但是，由于病人体质差异、疾病轻重不一。往往出现证型之间不能截然分开而相互夹杂。在治疗时需要抓主症用药，再随症加减。

一、感受外邪

感受外界寒湿、湿热、暑湿之邪，脾恶湿而喜燥，外来之湿邪最易困遏脾阳，影响脾的运化，水谷相杂而下，引起泄泻。寒湿泄泻，舌苔白腻，脉象濡缓，泻多鹜溏；湿热泄泻，舌苔黄腻而脉象濡数，泻多如酱黄色；暑湿泄泻，多发于夏暑炎热之时，除泄泻外，尚有胸脘痞闷，舌苔厚腻。常用藿香正气散、葛根芩连汤、黄连香薷饮等治疗。

二、食滞肠胃

凡饱食过量，宿滞内停；或过食肥甘，呆胃滞脾，湿热内蕴；或恣食生冷，寒食交阻；或误食馊腐不洁之物，伤及肠胃，均可致脾胃运化失健，传导失职，升降失调，水谷停为湿滞而发生泄泻。临床表现以腹痛肠鸣，粪便臭如败卵，泻后痛减为特点；此类病人，治疗多以消食导滞为主，可用保和丸治疗。

三、肝气乘脾

郁怒伤肝，肝失疏泄，木横乘土，脾胃受制，运化失常，或忧思气结，脾运寒滞，均致水谷不归正化，下趋肠道而为泻。若素体脾虚湿盛，运化不力，复因情志刺激、精神紧张或于怒时进食者，均可致土虚木贼，肝脾失调，更易形成泄泻。肝气乘脾之泄泻，以胸胁胀闷，嗳气食少，每因情志郁怒而增剧为特点。此类病人，治疗可用痛泻要方、逍遥散等。

四、脾胃虚弱

脾主运化，胃主受纳，若因长期饮食失调，劳倦内伤，久病缠绵，均可导致脾胃虚弱，中阳不健，运化无权，不能受纳水谷和运化精微，清气下陷，水谷糟粕混夹而下，遂成泄泻。脾胃虚弱之泄泻，以大便时溏时泻，夹有水谷不化，稍进油腻之物则大便次数增多，面黄肢倦为特点。此类病人，以健脾益胃为主，可用参苓白术散、补中益气汤等治疗。

病案举例

例1：张某，女，66岁。就诊日期：2000年4月6日。

初诊：1周前感冒，经治疗感冒基本已愈，但仍感周身发紧，往来寒热，口苦咽干，恶心欲吐，胁痛，呃逆，大便不成形。舌苔白，质暗，脉弦滑。

[西医诊断] 胃肠功能紊乱，肠易激综合征。

[中医诊断] 泄泻（阳明少阳合病）。

[治法] 表里双解，和解少阳健脾运湿。

[处方] 柴胡10g，黄芩10g，半夏10g，苍术10g，厚朴10g，陈皮10g，炒枳壳10g，茯苓15g，党参10g，葛根15g，甘草6g，黄连6g。

二诊：2000年4月13日。药后往来寒热、周身发紧消失，恶心欲吐也好转，仍脘腹胀满，大便不成形，乏力，舌暗苔腻，脉细滑。

[处方] 黄芪15g，党参10g，苍术、白术各10g，升麻4g，柴胡10g，当归10g，厚朴10g，陈皮10g，炒枳壳10g，川芎6g，葛根10g，黄连6g。建议服1个月。

1个月后来诊自述病情稳定，大便基本成形。

例2：陈某，女，35岁。就诊日期：1972年8月4日。

初诊：反复发作性腹痛、腹泻已2年余。2年前开始出现反复发作性腹痛，继之腹泻，腹痛非常剧烈，但在排空大便时腹痛立即消失，大便性状一般呈水样，量大并且排空后仍有未排尽感觉。最近病情加重，大便次数增加到每日4~5次，每次大便量变得少而黏液量增多。同时感到胸闷、口苦、口干，此外还有食欲不振、嗳气等现象。

[查体] 发育正常营养良好。浅表淋巴结未触及。心肺正常。腹平软，肝脾未触及。双侧小腿有轻度压痛。舌质颜色正常，苔薄淡黄，脉滑。

[辅助检查] 血常规正常。大便黏液状，镜检下未见红白细胞，消化道钡餐造影检查：肠蠕动增强，结肠痉挛，未见器质性病变。

[诊断] 肠易激综合征。

[辨证] 肝强（肝气郁结）脾弱（脾气虚）。

[治法] 疏肝理气，健脾止泻。

[处方] 痛泻要方加味。

防风 10g，白芍 10g，白术 10g，陈皮 6g，黄芩 10g，茯苓 15g，木香 10g，苏叶 10g。

随诊：服药 3 天后大便次数减少，每次大便可见黏液减少粪质增加，已无腹痛，治疗 6 天，症状和体征全部消失。为巩固疗效，建议病人再按原方服用 2 周。再取 3 剂共研细末，水泛为丸，每次 6g，日服 2~3 次，以固疗效。

例 3：李某，女，66 岁。就诊日期：1997 年 6 月 3 日。

初诊：胃脘不适伴腹泻 10 余年，加重 1 个月余。每日大便 1~2 次，进食生冷或精神紧张时即可出现腹泻。伴有腹胀，乏力气短。食欲正常，睡眠尚可。舌苔白微腻，脉沉细。

[诊断] 肠易激综合征。

[中医诊断] 泄泻。

[辨证] 中气不足，脾胃虚寒。

[治法] 健脾益气，温中散寒。

[处方] 黄芪 15g，党参 10g，苍术、白术各 10g，升麻 6g，柴胡 6g，桂枝 10g，白芍 10g，厚朴 10g，半夏 10g，炒枳壳 10g，黄连 6g，生姜 3 片，大枣 10 枚，炙甘草 6g。水煎服，每日 1 剂。

二诊：1997 年 6 月 12 日。胃脘不适明显好转，大便已成形，每日 1 次。但遇有天气变冷或受凉后，则有腹部胀满。诊其舌苔薄白，脉象沉细。仍守原法续服 14 剂，再取 2 剂配丸药 1 料，以善其后。

按：这 3 个病例，分别代表了肠易激综合征的 3 种证型。例 1 中为感受外邪，该病人 1 周前感冒经治疗虽然感冒已愈而余邪未尽，出现往来寒热，口苦咽干，胁痛之半表半里证，一般邪在表则恶寒，邪在里则发热，邪在半表半里，则恶寒发热，故病人寒热往来，少阳之脉行于两胁，故令胁痛。其经属于胆，胆汁上溢故口苦，胆者肝之腑，在五行为木，有垂柳之象，故脉弦。病人还有脾湿内蕴之表现，如恶心欲吐，大便不成形，苔腻脉滑。故史教授使用柴平煎加减，以小柴胡汤和解少阳主治口苦咽干、寒热往来，以平胃散健脾运湿，以治脘腹胀满，大便溏泻。药后表证已解，湿邪未去。故二诊以补中益气汤合平胃散加减处方。以补中益气健脾益气，以平胃散健脾运湿，另配葛根、黄连以升阳止泻。

案例2中为肝气乘脾，该病人症状与情绪有关，故本证为土虚木郁，肝木乘脾土，脾运化水湿失权，故而大便不成形，食后即便，粪质为不消化食物，且胃脘部常有震水声；舌淡有齿痕，苔腻也为脾虚湿停之象。中焦气机不畅，可有胃脘不舒感；气虚，机体荣养有障，故而形体消瘦，周身乏力；可致行经腹痛，痰湿同源，痰蒙心神，故而睡眠多梦。处方以补中益气汤健脾化湿升清，加莲肉、芡实以增强健脾止泻之效，又有白芍、香附合方中柴胡以疏肝解郁，调节气机，同时可缓解痛经；又有炒远志、炒枣仁以养血安神，以解睡眠多梦之症。

案例3中为脾胃虚寒，该例病人腹泻月余进食生冷则腹泻加重，伴有腹胀，乏力、气短乃为脾阳不足之表现。故史济招教授选用补中益气汤合黄芪健中汤加减，温中健脾，升阳益气，使脾阳充足，运化正常则腹泻痊愈。其中桂枝一物史教授认为其味甘性温，温经散寒，通阳化气，善和脾胃，能使脾气之陷者上升，胃气之逆者下降，脾阳健运，胃气调和，则湿邪自除，积食自化，泄泻自停矣。

第八节　多囊卵巢综合征

多囊卵巢综合征以慢性无排卵和高雄激素血症为特征，目前病因不明，临床表现为闭经、不孕或月经量少，经期不规律，且稀疏，偶然也有月经频发和量多者，其中有30%~60%的病人体重超重，体重指数 ≥ 25，且肥胖多集中于上身；由于雄性激素分泌过多所以常见多毛，毛发分布男性化倾向，阴蒂逐渐变粗大；实验室检查见促黄体素（LH）高，促卵泡激素（FSH）低于正常增生期（卵泡期）水平，LH/FSH 比值升高；超声波检查常见双侧卵巢肿大，卵巢体积大于10ml，为多囊卵巢，即一侧或双侧卵巢有12个以上直径为2~9mm的卵泡；基础体温呈单相即无排卵。但是一定要注意此组多囊卵巢综合征的表现也可以出现在先天性肾上腺皮质增生症，或一种瘤或某些分泌雄激素增多的卵巢瘤，所以诊断此症时要与这几种病相鉴别。西医治疗该病多用人工周期治疗为主。中医则因人而异，发挥辨证论治优势。

　　曾有一位病人，诊断为多囊卵巢综合征，临床症状以男性化为主，体胖、有男性胡须等特点。详细询问病情，除了多囊卵巢的症状外，还有一些症状很像慢性肝炎，如乏力、水肿、便溏等。查体可见腹部稍膨隆，肝恰及。当时考虑可能有肝病。肝与内分泌关系密切，特别是类固醇类激素的代谢大都由肝控制，于是为她查了肝功能，结果转氨酶升高，确诊肝炎。根据中医学理论，肿物形成的基本病机为气血互凝，痰浊蕴结。结合病人全身情况，辨证气虚血瘀，形成肿物。遂予补中益气汤治之。1个月后复查时，月经来潮，全身情况有所改善，但男性化体征未见减轻。复诊时用丹参、五灵脂、红花、桃仁、三棱、莪术、乳香、没药、柴胡、川断、鳖甲，加蜜做成丸药。每丸重9g，日服2次，每次1粒，数月后她来复诊时已完全恢复正常。

　　本例疗效满意。之后又以益气活血法陆续治疗几例多囊卵巢综合征的病人，大都是17~18岁，其中1例也伴有肝炎。后来史教授把补气活血作为此病的基本治则，补气用补中益气汤；活血用丹参15g，五灵脂10g，桃仁10g，红花10g，三棱6g，莪术6g，乳香6g，没药6g，柴胡10g，川断10g，鳖甲15g，研细末加蜜做成丸药，每丸重9g。每服1丸，日服2次，或水泛为丸如绿豆大小，每次服6g，日服2次。

📝 病案举例

　　例：蒋某，女，未婚，18岁，大学生。就诊日期：1995年11月11日。

　　初诊：月经不规律、量少2年。近2年来月经越来越少，周期日益延长，2~3个月来潮1次。无痛经，经血无块。因无特殊不适感，未重视。继之体重迅速增加。2周前有过一次常规健康检查，B超显示双侧多囊卵巢，肝脾未见变化。朋友提醒可能是疾病，应及时就诊，故于1995年11月11日来中医门诊求治。

　　[既往] 无特殊记述。

　　[查体] 体形粗壮，全身汗毛浓密，特别是在腋窝及耻骨处尤为明显。乳房发育不良，左侧乳头上有一根长毛，长约3cm。心肺正常。腹平软，肝脾未触及。舌质淡，色微蓝，苔薄白，脉弦滑。

　　[辅助检查] 血、尿、便常规检查均正常。血清FSH（促卵泡激素）及

尿 17-KS（17- 酮类固醇）均正常。

　　［西医诊断］双侧多囊卵巢。

　　［辨证］气血痰互凝。

　　［治法］健脾化痰，活血化瘀。

　　［处方1］补中益气汤方加味。

　　黄芪 15g，党参 10g，白术 10g，升麻 4g，柴胡 6g，当归 10g，陈皮 6g，白芍 10g，黄连 6，甘草 6g，大枣 10 枚。14 剂水煎服。

　　［处方2］自制经验方活血丸（桃仁、红花、三棱、莪术、乳香、没药、柴胡、丹参、鳖甲、五灵脂、川断）。

　　要求病人将其他科室所有用药一律停用，改服汤剂及丸药，每日服汤药及丸药，日服 2 次。经 3 个月后复查 B 超检查，多囊卵巢至少缩小至原来的一半。继续服药 3 个月后卵巢完全恢复原状。此后随诊 5 年未见复发，月经按时来潮。

第九节　真性红细胞增多症

　　真红细胞增多症是一种原因不明，以红系细胞异常增殖的一种慢性骨髓增殖性疾病，临床表现主要是皮肤黏膜呈暗红色、脾大，常伴血管栓塞；同时可有头晕、头痛、头胀。血栓常发生在手臂及小腿静脉和脑血管，偶然也可发生在冠状动脉。以上这些症状主要是红细胞及全血容量绝对增多而引起血流障碍所致。实验室检查红细胞计数可达（7~10）× 10^{12}/L，血红蛋白 180~240g/L，血小板亦升高，血黏度增加。骨髓穿刺可见红细胞增生。

　　目前西医治疗多从局部着手，如放血避免出现栓塞，用免疫抑制剂如环磷酰胺、白消安、苯丁酸氮芥，还有放射性核素 32P，通过释放 β 射线抑制骨髓增生，这些药只作用于局部，且用时需要随时调节剂量，还常产生副作用。近年来，学者对中西医结合治疗该病产生极大兴趣，史教授曾治疗 1 例真红细胞增多症，从治疗的全程观察中体会到中西医结合治疗该病具有很大优势。

📝 病案举例

例： 病人，男，39 岁。就诊日期：1991 年 10 月 13 日。

初诊： 长期以来乏力，反复感冒，动则汗出，手心发热，体温正常，口干不喜饮，大便溏泻。

[辅助检查] 红细胞 $9.35 \times 10^{12}/L$，白细胞 $20.4 \times 10^9/L$，血红蛋白 200g/L，血小板 $468 \times 10^9/L$，网织红细胞 0.7%。经中西药及放血治疗多年无效。

[既往] 1983 年 11 月查体发现脾大平脐，1984 年 5 月出现红细胞、白细胞、血红蛋白及血小板升高，同时复查超声波提示：脾大、门静脉扩张，肝实质未见异常。1985 年 6 月骨髓象提示：骨位增生活跃，以红系为主。

[查体] 体形瘦长，两颊微红，眼睑水肿，皮肤发红，唇及口腔黏膜鲜红，心肺正常，肝未及，脾下缘抵脐平下 3cm，已进入骨盆，质地中等，双手掌红。舌胖红稍暗，脉滑。

[辨证] 气虚血瘀。

[治疗] 常规白消安治疗，并合用中药，用补气活血方法，用补中益气汤合自拟活血片加减。

[处方] 黄芪 15g，鸡血藤 30g，丹参 15g，归尾 15g，赤芍 15g，山楂 10g，桃仁 10g，红花 10g，连翘 10g，夏枯草 30g，甘草 6g。每日 1 剂，水煎分早晚 2 次。

二诊： 服 2 周后复诊，病情无改善，故加强补气活血力量。方选补中益气汤加活血化瘀、软坚散结之品。

[处方] 黄芪 15g，党参 10g，白术 10g，甘草 6g，丹参 30g，夏枯草 30g，连翘 10g，昆布 19g，升麻 6g，柴胡 6g，同时加白消安 1mg，每日服 2 次。

三诊： 3 周后复诊，体征、血常规无明显变化，但自觉症状明显改善。继遵原方加减：肝热证明显时加栀子 10g，丹皮 10g；大便溏泻明显时加芡实 10g，莲子肉 10g；或加阿胶 10g，泽泻 10g，茯苓 15g，以养阴利湿。并加大白消安用量为 2mg，每日 2 次。服药期间每周查血常规 1 次。第 2 周血常规接近正常，此时开始减少白消安用量为 1mg，每日服 3 次。第 4 周红细胞、白细胞及血红蛋白已正常，而血小板偏低，故停用白消安，继服汤药。处方加减原则不变。第 5 周血常规各系均正常。继之唇、舌、口腔黏膜及手掌心色泽逐渐恢复正常。偶有感冒，2 天即愈。大便基本成形。治疗 6 个月时，脾回缩至脐上 3 指。9 个月时，平卧位脾恰及，超声波提示门脉内径降至 13cm。

1993 年 2 月停汤药，改服中成药补中益气丸，每次 6g，每日 2 次，及我院自制活血片（鸡血藤、归尾、丹参、桃仁、红花等组成，每片含生药 1g）。每次 3 片，每日 3 次。病人 1993 年 9 月、11 月、12 月 3 次复诊，临床症状未见反复，脾已叩及不到，血常规正常。

病人继服上述中成药巩固疗效。随诊至 1995 年 5 月 5 日血常规仍正常，脾不大，自觉状况良好。与血液病专家共同总结疗效，血液病专家根据以往临床经验认为整个疗程中除初期加服白消安治疗外，未用其他任何西药，停服白消安后尤其单独服用补气活血的中成药以来，病情稳定而无反复，完全可以说明是中医辨证论治在本例病人治疗中的作用，并且认为可以放弃白消安的治疗。

3 年半后，病人发现血红蛋白及红细胞有上升趋势，仅偶然红细胞计数大于 7×10^{12}/L；血红蛋白约大于 180g/L。继续维持原治疗方案。但不到 1 年时间，血红蛋白上升到 214g/L，红细胞计数为 6.54×10^{12}/L。提示单纯中药已不能控制病情。此时，重新温习该病人的整个治疗过程，分析白消安在治疗过程中的作用，尝试开始加小剂量白消安 1~2mg/d。经 58 天后血小板明显下降，停止白消安后 2 周，复查血红蛋白及红细胞计数均正常范围。继续补中益气丸与活血片治疗。

本例病人在后续随访中健康情况一直很好。当病情波动时，予活血片合并小剂量白消安 1~2mg/d，待血小板明显下降时停药。至于是否能根治，还需待作长期观察并积累更多病例才能做出结论。本例病人的治疗过程提示临床病例随诊的重要性，通过回顾疾病治疗全过程，以科学态度认识疾病，敢于否定自己，总结出有效的治疗方法。

第三章　常用方剂与验方

第一节　补中益气汤

史济招教授推崇李东垣的脾胃观，认为疾病的发生与发展均与正气的相对不足有关，而正气源于脾胃，脾胃发病亦可波及其他脏腑和器官。脾胃功能在机体各组织器官的病、生理变化和疾病转归中，不时地表现出它的主导地位，有"内伤脾胃，百病由生"之说。史济招教授在长期的医疗实践求索中，逐渐形成了以脾胃为中心的整体治疗观，将李东垣创立的补中益气汤广泛地应用于临床多种病证的治疗中。近代不少医学家先后从不同的角度对脾虚的本质和补中益气汤的功用进行探讨，史教授从临床实践出发，站在西医的角度查阅有关补中益气汤作用机制的文献，为拓宽、丰富补中益气汤的运用范围，获得了科学依据。在临床应用中也取得了很好的疗效。

中医学认为"脾为后天之本"。脾胃既是健身要官，又是蠲邪主力。在维持机体生命活动起着极其重要的作用。著名中医学家李东垣的补中益气汤依脾胃之性而创，成为健脾益气的著名方剂，为历代诸多名家所推崇。史济招教授精读《脾胃论》，深领其意，通过自己的临床实践奠定了"内伤脾胃百病由生"以及"土为万物之母"的学术思想。对诸多疾病从脾论治，得心应手。如李东垣之"升阳"而非"补阳"，体现出对事物的"动态"认识，进而不拘一格，权衡变通，灵活加减，大大超过了补中益气汤本身的应用范围。

史济招教授应用补中益气汤治疗多种疾病，常取良效。尤其"病不在脾胃"时仍然选择补益脾胃法。我们有幸侍诊侧案，受益匪浅。现将史济招教授应用补中益气汤临床经验介绍如下。

一、呼吸系统疾病

（一）感冒

感冒是因感受表邪而导致的常见外感疾病，以鼻塞、流涕、喷嚏、咳嗽、头痛、恶寒、发热、全身不适、脉浮为特征。人体脏腑功能正常，正气旺盛，气血充盈流畅，卫外固密，外邪难以入侵，内邪难于产生。"邪之所在，皆为不足"正气不足，抗邪无力，外邪则乘虚而入，故可经常感冒。

感冒的治疗，医家常忌"闭门留寇"，即表邪未解，使用或过早使用补法而导致病邪留滞。然史济招教授在治疗外感病中，详推细敲，大胆使用补益之法，常收显效。

📖 病案举隅

例1：朱某，女，52岁。就诊日期：1997年5月22日。

初诊： 反复感冒1年，每次发病症状持续10日以上。此次着凉感冒又已3日。鼻塞清涕，咳嗽咯白痰，舌根及咽部痒痛，全身沉重无力，眠差多梦，胃脘不适，常呃逆，便溏。脉滑，舌淡黯有齿痕。

［查体］咽红，心肺（-）。

［西医诊断］感冒。

［中医诊断］风寒外感。

［辨证］卫气不足，外邪袭表。

［治法］益气扶正，祛邪解表。

［处方］补中益气汤加味。

黄芪15g，党参10g，白术10g，升麻4g，柴胡10g，丹参10g，白芍10g，陈皮6g，桔梗10g，杏仁10g，蝉蜕6g，川贝母15g，苏叶10g，枇杷叶10g，甘草6g，黄连6g，连翘10g。水煎服，日1剂。

服3剂后症状大减，服6剂后咳嗽、清涕咽痛及周身沉重症状消失。

按：本例病人此次就诊时虽表证未解，但平素经常感冒，全身无力，胃脘不适，伴有呃逆，便溏，舌淡黯有齿痕，说明素体脾胃气虚，阳气不足。故应以调理脾胃、扶正抗邪为治疗大法，方选补中益气汤，再加桔梗、杏仁、枇杷叶、苏叶、川贝母宣肺止嗽；连翘、蝉蜕清热解表利咽，正足邪去。

例2：张某，女，53岁。就诊日期：1999年6月8日。

初诊：2周前发热，体温最高达40.5℃，发作时寒战，关节疼痛。外院CT提示：肺纹理重，疑为肺炎而作抗感染治疗。目前体温37.2℃~37.8℃。伴周身不适，关节仍痛，倦怠懒言，头晕耳鸣，失眠多梦，记忆力下降，口干喜热饮，大便偏软。脉细滑，舌质淡暗，体胖，苔薄白，中有浅沟。

[查体] 一般情况好，咽部轻度充血，心肺听诊未见异常，腹部平软。

[西医诊断] 上呼吸道感染。

[中医诊断] 发热。

[辨证] 余邪未尽，气血两虚。

[治法] 补益气血，驱邪固表。

[处方] 黄芪15g，党参10g，白术10g，升麻4g，柴胡4g，当归10g，陈皮6g，炒枣仁10g，炒远志10g，黄连6g，甘草6g，川芎6g，菊花10g。

按：病人病初外邪作祟，正气逐之，高热寒战为正邪相争之表现。此时邪盛为主，热邪耗气伤阴，加之病家毕竟年过半百，故而邪气虽减，正气亦虚，外邪留连。故而表现为低热乏力，周身不适。口干喜热饮及大便偏软等为中气不足，津不上承之象，即已由病初邪气盛而转为刻下正气不足。如若继用解表驱邪法，恐有伤正之偏。此时，投以补中益气汤为主，加黄连配菊花清余热；黄连燥湿能实大便，避免营养流失；另外方中炒枣仁、炒远志，此二药除为消除失眠多梦之症而用外，还取其镇静作用协助机体得以充分休息，减轻消耗；炒远志又有祛痰作用。

服药第2天体温正常。5剂后关节疼痛、头晕耳鸣、失眠多梦全部消失。为巩固疗效，原方继服1周。目前病人一切正常。

（二）咳嗽

咳嗽常见于上呼吸道感染、急慢性支气管炎、支气管扩张、肺炎等病症。中医学认为咳嗽是由外感或内伤的多种病因引起肺失宣降，肺气上逆所致。史济招教授认为该病的发生由于正气的相对不足。即使发作时以实证表现为主，尤其咳嗽声重，痰黄、量多、质稠者，也认为是因为正不抵邪所致，即标实本虚。从脏腑辨证角度来看，与之关系相对更密切者为之脾（母子相生），肺与脾二者关系密切。久咳肺气虚，通调水道失司，水湿困脾，脾健运失职，不能生化水谷精微以养肺，所谓"土不生金"；脾运不健，水湿易于停聚，痰湿阻肺。中医学有"肺为贮痰之器，脾为生痰之源"，《内经》也有"五脏六腑皆令人咳，非独肺也"的记载，故史济招教授采用培土生金之法治疗咳嗽，收到较好的效果。相对来说，正气足者发病轻预后好，正气虚者发病预后差。故用扶补正气仍是史济招教授的主导思想。

✏ 病案举隅

例1： 王某，男，37岁。就诊日期：1999年11月30日。

初诊： 反复咳喘10余年，每逢秋冬季发作，反复咳嗽，发热，先后2次咯血。外院诊为支气管扩张。现咳嗽，吐黄痰，不发热，咳嗽严重时伴有喘憋、胸闷，有痰不易咯出，有时痰中带血，平时常乏力，易疲倦，经常感冒，大便偏干，每日1次。

［查体］一般好，口唇未见明显发绀，未见杵状指，双下肺可闻及少量湿啰音，心率80次/分，律齐，双下肢不肿，舌淡脉沉，苔薄白腻。

［西医诊断］喘息样支气管炎，支气管扩张。

［中医诊断］咳嗽。

［辨证］脾肺两虚，痰湿阻肺。

［治法］补益脾肺，祛湿除痰。

［处方］黄芪15g，党参10g，白术10g，升麻4g，柴胡4g，当归10g，陈皮6g，杏仁10g，苦桔梗6g，炙枇杷叶15g，冬瓜仁10g，桃仁10g，三七粉（分冲）5g，薏苡仁30g，金银花10g，连翘10g，甘草6g。14剂水煎服。

二诊： 12月14日。自述咳喘明显好转，痰已易咯出，乏力疲倦也好转。舌脉同上，仍守原法，续服原方。

1个月后再诊，偶有咳嗽，听诊双肺呼吸音清，能正常工作。建议继服1个月巩固疗效。

按：该病人为支气管扩张，反复感冒而引起咳嗽发作。方中补中益气汤补脾健中，增强机体对疾病的抵抗力。配桔梗、杏仁、枇杷叶宣肺止咳，祛痰止嗽；再配伍桃仁、冬瓜仁、薏苡仁，取《备急千金要方》中苇茎汤之意，清肺化痰，逐瘀排脓；再配银花、连翘祛热解毒，抗菌消炎，共奏补脾益气祛痰止嗽之功，收到很好的效果。

例2：刘某，女，43岁。就诊日期：1997年11月13日。

初诊：咳嗽、胸闷2月余，咯白痰，乏力气短，活动多或讲话多均可使诸症加重。纳差，咽痒即咳，口淡无味，饭后胃脘痞闷，不发热。睡眠尚可，大便溏软。脉象沉细，舌淡有齿痕，苔白腻。

[西医诊断] 慢性支气管炎。

[中医诊断] 咳嗽。

[辨证] 脾肺气虚，痰浊阻肺。

[治法] 补脾益肺，健脾利湿。

[处方] 黄芪15g，党参10g，苍术、白术各10g，升麻4g，柴胡4g，当归10g，陈皮6g，厚朴10g，蝉蜕6g，桔梗10g，炙枇杷叶10g，甘草6g。7剂水煎服。

二诊：11月20日。咳嗽明显好转，饭后胃脘痞闷感也减轻，食欲稍减，口稍干。舌淡苔微腻，脉沉。守方加炒枳壳10g。继服12剂而愈。

按：本例咳嗽日久，绵绵不休，反复发作，已伤脾气即"子盗母气"。其主要表现为言多咳嗽加重，伴乏力、气短，动则加重，舌淡有齿痕，舌苔白腻，脉沉细，均提示脾虚证已成。故应采用培土生金法，选用补中益气汤加减治疗，加桔梗、炙枇杷叶入肺经宣肺、止咳、祛痰；再有厚朴、枳壳既化湿消痰宽中，又和胃导滞健脾；蝉蜕利咽，祛风止痉，针对咽痒即咳而用，诸药合力，速获良效。

例3：林某，女，63岁。就诊日期：1998年3月3日。

初诊：咳嗽半年伴有少量的白痰，不易咯出。平素极易感冒，活动后胸闷，气短，眠差多梦，咽干口苦，纳可，小便量少，大便初干后溏，每日2次，以往服用滋阴平喘中药效不明显。舌质暗，苔薄白，脉细。

[既往] 喘息样支气管炎。

[查体] 双肺可闻及少量哮喘音，肝脾未及，下肢轻度水肿。

［西医诊断］喘息样支气管炎。

［中医诊断］咳嗽。

［辨证］脾肺两虚，痰湿内停。

［治法］补益脾肺，祛痰利湿。

［处方］补中益气汤加味。

黄芪15g，党参10g，白术10g，当归10g，柴胡4g，升麻4g，陈皮6g，黄连6g，白芍10g，川芎10g，炒枣仁10g，炒远志10g，甘草6g。7剂水煎服。

二诊：3月10日复诊。咳嗽减轻，咽干、口苦已消，尿量增多，下肢水肿消失。肺部听诊仍可闻及少量哮喘音。原方加桔梗10g。继服14剂，诸症皆消。

按：病人反复感冒，动后胸闷气短，为脾肺气虚所致，脾虚生痰，气虚则咯出无力。肺卫不固，故而反复感冒，且胸闷气短，治疗以补中益气汤培土生金。中焦脾胃健运，津液生成有源，肺通调水道，津液布散有力，故而口干能愈，水肿消失；另有白芍、甘草酸甘化阴，滋润咽喉。炒枣仁、炒远志镇静安神；据"肺朝百脉"之说，加川芎增加血液循环，提高氧供；黄连既宁心神，又治口苦，同时还有一更重要作用是佐制补中益气汤之温性，以防温热伤津口干再发。

例4：刘某，女，30岁。就诊日期：1997年8月7日。

初诊：干咳无痰或少痰反复发作3年余。3年以来经常咳嗽，咳重时伴有腹胀，纳差，胃脘疼痛，此次发作1月余。初始服中成药如养阴清肺膏、二母宁嗽丸等，曾有好转，但停药即发。平素怕冷喜热饮，极易感冒，乏力懒言，言多咳重，大便正常。脉细滑，舌淡暗，苔薄白。

［西医诊断］慢性支气管炎。

［中医诊断］咳嗽。

［辨证］脾肺两虚。

［治法］补益脾肺，益气止咳。

［处方］黄芪15g，白术10g，当归10g，党参10g，柴胡10g，升麻4g，陈皮6g，苍术10g，浙贝母10g，白芍10g，杏仁10g，苏叶10g，枇杷叶15g，茜草30g，桔梗6g，甘草6g。14剂水煎服。

二诊：8 月 21 日复诊，咳嗽基本消失。腹胀、纳差、胃脘疼痛明显减轻。服药期间未患感冒。

按：本例病人病程长，久病伤正，正气不足。干咳无痰，属肺阴不足，故初始服用养阴清肺膏、二母宁嗽丸有效，但疗效并不巩固。细辨其症，病人腹胀，纳差，胃脘疼痛，怕冷喜热饮，极易感冒，乏力懒言，言多咳重，舌淡暗，苔薄白等，实为气虚之证。气虚津液不得布散，肺失津养。其本质是气虚布津无力，并非津液不足。故而服用滋养肺阴之药只能治一时之标，而益气才是治本之举。

方中应用补益脾气之方，意在启发脾气布散津液入肺，使肺得润而安，咳症自减。再加止咳药如杏仁、苏叶、枇杷叶、桔梗、甘草直接作用于肺，标本同顾，疗效甚佳。根据"肺朝百脉"之说，又因病久致瘀，且该病人舌暗，故又加茜草活血消炎，增强肺部的血液循环，提高供氧能力，更能提高疗效。从本例疗效上可以确认本例辨证准确，处理合理。

例5：毕某，女，22 岁。就诊日期：1997 年 6 月 3 日。

初诊：反复咳嗽 1 年余，咳痰较多，伴有胸闷气短，时感乏力，手足发麻，餐后上腹胀痛，大便不成形，观其颜面有红色丘疹，自觉瘙痒，舌淡有齿痕，脉沉细。

[既往] 1996 年 5 月曾因右下肺叶囊肿行右下肺切除术，术后咳嗽、气短加重。

[西医诊断] 右下肺叶肺囊肿切除术后。

[中医诊断] 咳嗽。

[辨证] 气虚咳嗽，上焦湿热。

[治法] 补脾益气，清热利湿，祛风止痒。

[处方] 黄芪 15g，党参 10g，升麻 4g，柴胡 10g，陈皮 10g，当归 10g，白术 10g，厚朴 10g，防风 10g，白芷 10g，川芎 10g，杏仁 10g，苏叶 10g，龙胆草 6g，甘草 6g。6 剂水煎服。

二诊：6 月 19 日复诊。服上方 6 剂，手足麻木消失，面部痤疮明显好转，咳嗽亦觉减轻，乏力也觉减轻，大便仍不成形。自行停药 1 周，乏力、气短又作，故又来就诊。原方加丹参 15g，改善血液循环，提高肺供氧量。

续服 15 剂。半月又后复诊，疗效满意。

按：该例病人曾有右下肺囊肿手术切除史。术后则元气大伤，中气不足，脾虚湿蕴，聚湿生痰，上犯于肺。故史济招教授抓住中气不足，脾虚及肺这一病机，选用补中益气汤使中气健运，配伍杏仁、苏叶宣肺除痰止咳嗽，方中厚朴配陈皮，燥湿消痰、下气除满以解胸闷之症；川芎活血化瘀，改善手足发麻，又依"肺朝百脉"之理；龙胆草、白芷为面部痤疮而用，配防风止痒。众药各尽其力，诸症皆消。

（三）扁桃体炎

扁桃体炎可分为急性扁桃体炎和慢性扁桃体炎。多为感染链球菌或葡萄球菌所致。临床表现为咽部疼痛不适，异物感，咽干痒，刺激性咳嗽，口臭等症状。还可出现发热等全身症状，中医称之为"乳娥"，多由感受风热邪毒而引起。该病，尤其是急性扁桃体炎大多有热毒表现，所以不少医家以清热解毒或辛凉解表为治者居多，畏忌补益之方助热滞毒而多选清泻之法。然史济招教授则认为热毒之邪之所以侵及机体而发生疾病，其重要原因是由于正气虚弱，不足以抵御邪气，或邪气过盛，正气难抑。人体正气的相对不足是疾病发病的前提和内在因素。正所谓"正气内存，邪不可干，邪之所凑，其气必虚"。因此，虽然扁桃体炎为炎性疾患，并常有"热象"，史济招教授仍使用补中益气汤用治之，亦有良好的效果。

📑 病案举隅

例 1：刘某，女，27 岁。就诊日期：1998 年 11 月 20 日。

初诊：咽痛、低热 2 周。2 周前咽痛并发热 38℃，外院诊为"扁桃体炎"。经用抗生素治疗后症状改善，但仍有低热，体温波动 37.5℃~37.8℃之间，咽痛未消。平时头晕乏力，易疲倦，活动后出汗，手足不温，偶尔阵发性心慌，大便干。既往每 1~2 个月扁桃体炎发作 1 次。

［查体］BP：90/60mmHg，咽充血、扁桃体 Ⅱ 度肿大、无脓性分泌物，心肺（－），腹软，肝脾未及。脉沉细，舌淡苔白微黄。血常规：WBC 15.5×10^9/L，中性粒细胞 78%。

［西医诊断］慢性扁桃体炎急性发作。

［中医诊断］乳蛾。

［辨证］气血不足，湿毒内蕴。

［治法］补脾益气，清热解毒。

［处方］黄芪 15g，党参 10g，白术 10g，升麻 10g，柴胡 4g，当归 10g，陈皮 8g，桔梗 6g，蝉蜕 6g，白芷 6g，香附 10g，金银花 10g，连翘 10g，甘草 10g。

服药 3 剂后体温正常，咽不痛，再来医院就诊，扁桃体已不肿，血常规正常。

继服 5 剂。随诊 4 个月余未复发。

按：该例病人平时乏力，易疲倦，气血不足，抵抗力低下，更易感受外邪，因而发生扁桃体炎，诊其苔、脉均为虚象，故辨证为气血不足，外邪入侵。就诊时仍有发热，咽部疼痛，扁桃体肿大，此为邪实之征，然病人平素气短、易疲倦、血压低，加之有反复发扁桃体炎病史，说明素体气虚。治疗当用攻补兼施之法，标本同治。用补中益气汤补脾益气，甘温除热，又有金银花、连翘，清热解毒，清气凉血；再配苦桔梗、甘草，升提肺气，直达病所，利咽止痛，因而效果显著。

例2： 李某，女，22 岁。就诊日期：1997 年 7 月 29 日。

初诊： 咽痛、低热 3 天。间断性发热伴咽痛 2 年，发作无规律，诱因不清，发病时查扁桃体化脓。初始服用清热解毒药如牛黄解毒片、板蓝根冲剂，或用抗生素有效，但后来采用上法疗效越来越差，并且药后胃脘疼痛。不发病时，咽部常感有痰，且吐不尽，口腔常发溃疡，食欲欠佳，眠差，多梦，易感冒，乏力不明显，大便正常。

［查体］体温 37.5℃，咽部充血，咽后壁可见淋巴滤泡增生，扁桃体Ⅱ度肿大，未见脓栓。脉细弦，舌暗边有齿痕，苔白。

［西医诊断］急性扁桃体炎。

［中医诊断］乳蛾。

［辨证］脾气不足，热毒上扰。

［治法］益气健脾，清热解毒。

［处方］补中益气汤合平胃散加减。

黄芪 15g，党参 10g，苍术 10g，升麻 4g，柴胡 10g，当归 10g，陈皮 6g，厚朴 10g，炒枳壳 10g，蝉蜕 6g，桔梗 6g，诃子肉 10g，金银花 10g，连翘 10g，甘草 6g。

按：病人病程较长，正气受损，食欲欠佳，易感冒，舌暗边有齿痕，苔白均为脾虚之象。脾湿生痰，故而咽部常感有痰，且吐之不尽。正气虚弱，邪气必凑，正气不足，蠲邪力薄。故以扶持正气为法则，方取补中益气汤。再加蝉蜕、桔梗、诃子肉、金银花、连翘解毒利咽；加厚朴、炒枳壳理气健脾，补而不滞。全方虽以补中益气汤为基础，但有连翘、金银花相配，助热之弊已消，该方组合严谨切因，故而有效。

二、心血管系统疾病

冠状动脉粥样硬化性心脏病

冠状动脉因发生粥样硬化，使血管管腔狭窄或阻塞，导致心肌缺血、缺氧而引起的心脏病，为中老年常见病，常以心慌、气短、胸闷、胸痛为主症，有的可伴有心律不齐。史济招教授认为该病多以气虚为本，血瘀为标。中医有"气为血之帅"之说；《内经》也有"宗气不下，脉中之血，凝而留止"之记载。说明气血运行于周身主要取决于宗气。而宗气是由自然界清气和脾胃消化吸收得来的水谷之精气结合而成。由此可见脾胃之气在血液循环中有足够重要的位置。也足以支持了史济招教授治疗冠心病以益气为主的治疗思想。

从脏腑学说的角度来说，脾病及心，脾气不足，运化失职，精血乏源，或脾不统血，发生失血，导致心血亏耗。症见心悸健忘，面色不华，脉细舌淡等心血不足之象；或脾胃气虚，阴火上冲，火灼心脉，导致心病；或脾胃阳气虚弱，久则出现子盗母气，以至心阳虚衰，症见胸闷，心悸，肢冷，形寒等；脾失健运，痰饮内停，上凌于心，亦可出现心悸，胸闷，水肿诸症；阳明胃热亢盛，热邪上扰心神，耗伤心阴，可致心烦、心悸、失眠等症。

综上所述，心系疾病与脾虚密切相关，因此，史济招教授治疗心系疾病常用补中益气汤主之。伴有血瘀者加活血化瘀药如红花、川芎、丹参；阳虚者加桂枝；水气凌心伴水肿者加茯苓、桂枝；阳明胃热亢盛，热邪上扰心神者加用黄连、知母；伴有心血不足者加炒远志、炒枣仁。

📋 病案举隅

例1：邵某，女，44岁。就诊日期：1997年8月22日。

初诊：胸闷憋气，心慌背痛，紧张或劳累时加重5个月。近1个月经常出现心前区发紧，伴有憋气，多在活动多时发作。我院内科疑为冠心病，建议行心肌灌注显像，因有顾虑，未执行。平素食欲不振，时常呃逆。睡眠时间短，梦多乏力，心烦易怒，记忆力下降，小便正常，大便成形。脉细滑，舌暗苔白。心电图：ST段降低，T波倒置，可见早搏。

[西医诊断] 胸闷待诊。

[中医诊断] 胸痹。

[辨证] 心脾两虚，气滞血瘀。

[治法] 补益心脾，活血化瘀。

[处方] 黄芪15g，党参10g，白术10g，升麻4g，柴胡10g，当归10g，白芍10g，陈皮6g，黄连6g，炒枣仁10g，炒远志10g，枳壳10g，甘草6g，香附10g，茜草30g。6剂水煎服。

二诊：1周后复诊，症状减轻，但不理想。增添夜尿频数之症。继用原方加丹参30g，覆盆子10g。再服2周。

三诊：3周后复诊，服药期间胸闷憋气、心慌背痛逐渐缓解，故原方加服1周。近1周上症未发，体力较前增加，活动后未感症状加重。复查心电图：ST段低平，T波双向，律齐。继用上方，并建议心内科就诊。

按：病人纳差、乏力为脾气不足之象。气虚帅血无力，气机不畅，故而胸闷憋气、时常呃逆；心血瘀滞，心失所养，以致心慌、眠差、多梦，记忆力下降；劳耗气血，故而紧张或劳累时症状加重；气血瘀滞，情志不遂，故而心烦易怒。舌暗脉细也提示有血瘀证的存在。综上，本例本质为气虚血瘀证，故选补中益气汤加活血化瘀药，方中黄芪、党参、白术、陈皮、甘草健脾益气，又用当归、白芍补血活血；再加香附配茜草加强理气活血力量，标本同治，可加速缓解背痛胸闷之苦；炒枣仁、炒远志、黄连养血安神宁心，以解眠差多梦，记忆力下降及心烦易怒之症；另有枳壳理气宽胸，配合柴胡、升麻二药参与气机运行，促使气机升降有序，以保补益气血发挥作用。有实验研究发现香附提取液具有提高小鼠的痛阈作用。茜草与其合用可增强止痛效果。

例2：张某，女，68岁。就诊日期：1997年5月13日。

初诊：心前区疼痛，伴气短、胸闷、心悸2个月余。活动时心慌加重，睡眠不佳，多梦易惊。头晕纳差，二便正常。

［查体］一般情况尚好，双肺（－），心率68次/分，心律相对不齐，早搏6~7次/分，腹软，肝脾未及，舌暗有齿痕，脉沉细结代。

［辅助检查］频发室早，偶发二联律，S-T改变。

［西医诊断］心律失常。

［中医诊断］胸痹。

［辨证］气虚血瘀。

［治法］益气活血。

［处方］黄芪15g，党参10g，白术10g，升麻4g，柴胡4g，当归10g，陈皮6g，炒枣仁10g，炒远志10g，桃仁10g，红花10g，茜草30g，炙甘草10g，黄连6g，白芍10g。6剂水煎服。

二诊：于12月20日就诊。心悸明显好转，自觉早搏减少。仍有胸闷，并出现腹部胀满，大便不成形，成糊状，有黏液，肛门灼热感，舌淡暗，苔薄白，舌有齿痕，脉沉细。

修正中医辨证为脾虚湿蕴，气虚血瘀。治以健脾运湿，活血化瘀，以补中益气汤合柴平煎，葛根芩连汤加减。

［处方］黄芪15g，党参10g，苍术10g，升麻4g，柴胡10g，黄芩10g，厚朴10g，陈皮6g，炒枳壳10g，丹参15g，炒枣仁10g，黄连6g，葛根15g，炙甘草10g。6剂水煎服。

三诊：12月27日就诊。大便已成形无黏液，腹胀消失。但仍偶发胸闷、早搏。继用12月13日方加丹参。并予自拟"活血片"，每次5片，每日3次。活血化瘀，行气通络。1个月后复诊，胸闷消失，早搏未发，查心电图大致正常。

按：中医认为胸痛与气滞、气虚导致气血运行受阻有关。气为血帅，血为气母，气帅无力必有血瘀之趋，不通则痛，发为胸痛；心血亏乏，心脉失养可导致心悸动，脉结代。史济招教授选用补中益气汤，使脾气充足，气血生化有源；气足血旺，治病之本。再配伍当归、白芍、桃仁、红花、茜草养血活血化瘀，加用炒枣仁、炒远志、黄连以养心血，安心神，制心火。故收到较好效果。二诊病人心律不齐减少，心慌症状改善，但出现腹胀，大便不成形等脾虚湿蕴表现，故原方加柴平煎合葛根芩连汤加减治疗，另有活血片加强活血化瘀。史济招教授临证辨证施治，灵活运用，不拘一方一法，故疗效显著。现代药理研究认为当归和红花有使冠状动脉扩张，增加冠脉血流量的作用。此外当归还具有抗心律失常的作用；甘草能减缓冠状动脉粥样硬化的发展；白芍可使心肌收缩力增强，使心律不齐恢复正常。这些药物在治疗本案中均起到了非常重要的作用。

例3：白某，女，74岁。就诊日期：1999年6月1日。

初诊：心慌、胸闷加重2周。病人心慌、胸闷伴有乏力多年，曾2次因心衰入院治疗。近2周心慌加重，极易疲倦，汗出较多，下肢水肿，周身疼痛，轻度咳嗽，痰量不多，无血丝痰，夜能平卧，睡眠尚可。体温正常，无明显畏寒症状。大便成形，排泄不畅。间断服用地高辛，心慌、胸闷不缓解。

[查体] 一般情况尚可，口唇轻度发绀，心律绝对不齐，心音强弱不等，心率120次/分。肺清，肝脾未及。脉细数结代，舌暗淡，苔薄微腻。

[西医诊断] 冠心病，心房纤颤。

[中医诊断] 胸痹。

[辨证] 心肺不足，气虚血瘀。

[治法] 补益气血，活血化瘀。

[处方] 黄芪15g，党参10g，白术10g，升麻4g，柴胡10g，当归10g，黄连6g，甘草15g，薤白10g，陈皮6g，白芍10g，炒远志10g，炒枣仁10g，桃仁10g，红花10g，茯苓30g。10剂水煎服。

地高辛0.125mg，每周5次。

二诊：服药10剂，于6月10日复诊，胸闷、乏力明显改善，咳嗽、水肿基本消失。唯有心慌虽有好转，但不满意。诊脉仍为结代，舌暗淡苔薄白。继用原方加用三七 4.5g（分冲），柏子仁 10g。地高辛继服。

三诊：又服 2 周复诊，心慌已明显好转，心率每分钟 100 次左右。嘱停服汤剂，服活血片，3 片/次，3 次/日。地高辛 0.125mg，每周 5 次。

随访 3 个月，病人虽然房颤没有完全得以纠正，但诸症缓解，病情稳定，生活自理能力得以提高。嘱其可长期服用活血片。

按：病人以气虚为本，故而乏力，极易疲倦，出汗多；气虚运行不畅，故而胸闷；气虚帅血无力，心血瘀阻，心失所养，故而心慌气短，脉律不整；气虚水停，故而下肢水肿；气血不足，周身关节濡养受限，故而周身疼痛；心血瘀阻，肺络受累，故而咳嗽；气血不足，大肠枯涩，故而大便不畅。综上所述，本例属气血不足，心肺两虚，气虚血瘀。投以补益气血为主，活血化瘀为辅。方中含补中益气汤补益中焦之气，气足血生，加之有白芍相助；桃仁、红花活血化瘀，使所补气血流注心肺之脉，并循环于机体各组织器官；从西医的观点来看，心衰的病人同时伴有肺瘀血，所以加用活血化瘀之药十分必要；方中薤白行气导滞，为治胸痹之要药；方中炒远志、炒枣仁养心血安心神，现代药理证实两者还具有镇静作用，在此还可起到协助控制心率的效果；炙甘草用量超过习惯用量至 15g（一般用 6g 为多），是因为甘草可治疗心气不足的心动悸、脉结代，旨意在于纠正心律不齐；另有黄连佐制补益之药温性；茯苓利尿，以减轻心脏负担。二诊又投以三七加强活血化瘀，加柏子仁稳心通便。诸药联合，提高病人生活质量。另史济招教授认为本例病人患病多年，两次发生心衰，单服中药，恐难以近期见效，地高辛纠正心衰房颤的作用较为理想，所以嘱病人按医嘱规律服用地高辛，再有中医药的整体优势，病人生活质量必有提高。

例 4：高某，男，67 岁。就诊日期：1999 年 12 月 21 日。

初诊：阵发性心慌半月余。心胸憋闷，阵阵乏力，双手持物无力，气短，多叹，睡眠不好，睡眠差时心慌症状加重，多言或劳累时候也可发作。食欲尚好，大便经常不成形。高血压病病史 4 年，未规律服药（间断服用硝苯地平），未监测血压。

[查体]一般情况好，心肺听诊未见异常，肝脾未及，下肢不肿。脉细

滑，舌暗有齿痕，苔薄白。

［辅助检查］外院查心电图 ST 段下移、T 波倒置。提示心肌缺血。

［西医诊断］冠状动脉供血不足，高血压病。

［中医诊断］胸痹。

［辨证］气血两虚伴血瘀。

［治法］益气活血，养心安神。

［处方］黄芪 15g，党参 10g，白术 10g，升麻 4g，柴胡 4g，当归 10g，陈皮 6g，炒枣仁 10g，炒远志 10g，黄连 6g，茜草 30g，三七粉（分冲）4.5g，炙甘草 6g。7 剂水煎服。

上方服用 7 剂，症状消失，自行停药。随访 3 个月，无复发。1 周前又出现以往症状，但较前症状轻，自测心律不齐。自行服原方 6 剂，症状又消。为稳定病情，巩固疗效，加强活血化瘀，于前方加生蒲黄 6g。2000 年 4 月 23 日复诊述病无反复。

按：老人多气虚血瘀，血脉不活，气虚可见心慌气短，并有言多或劳累时症状加重；气虚可致气机不畅，故而心胸憋闷，多叹息；气虚帅血无力，血不荣养肌肉四肢，故而双手持物无力，脉细、舌暗有齿痕，也支持气虚血瘀。补中益气汤补益中气，茜草、三七粉活血化瘀以促血液循环，又有黄连配之清心热，燥脾湿；炒枣仁、炒远志养心安神，眠安心静。病情反复时又加生蒲黄，意在加强活血化瘀，同时取其抗动脉粥样硬化作用，以获病情稳定。

三、消化系统疾病

（一）慢性胃炎

慢性胃炎系指不同病因引起的各种慢性胃黏膜炎性病变，是一种常见病，其发病率在各种胃病中居首位。最常见的临床表现是上腹疼痛、饱胀和呃逆。这些症状似乎与胃气上逆，或胃失和降有关。然史济招教授认为胃气上逆，或胃失和降只是该病的表象。脾胃同居中焦，脾主升，胃主降。一升一降，气机和谐，共成运化水谷，布散精微，营养四肢百骸，其中脾的升阳功能尤为重要，故此，补中益气汤成为史济招教授用于治疗慢性胃炎的常选基础方。慢性胃炎虽不是大病，但严重时影响食欲，而导致营养不良，故而不可忽视。

病案举隅

例1：张某，女，47岁。就诊日期1997年6月12日。

初诊：胃脘疼痛1个月余，胃脘胀，饭后嗳气泛酸，呃逆，肝区疼痛，两胁胀满，乏力气短，平时喜温热饮食，爱生气，口干口苦，睡眠不佳，大便不成形，每日1次。曾在外院行胃镜检查诊为糜烂性胃炎。脉沉，舌淡暗，苔白腻。

［西医诊断］慢性胃炎。

［中医诊断］胃脘痛。

［辨证］肝郁气滞，脾胃不和。

［治法］疏肝理气，健脾和胃。

［处方］柴胡10g，白芍10g，苍术、白术各10g，茯苓15g，丹参15g，黄连6g，黄芩10g，厚朴10g，炒枳壳12g，炙甘草6g。7剂水煎服。

二诊：6月17日再诊。肝区疼痛减轻，两胁胀消失。胃脘疼痛无变化，仍有眠差，乏力，食欲尚好，大便不成形。脉沉细，苔白腻，舌淡暗。辨证为脾失运化，肝胃不和。改方以补中益气汤为主治之。

［处方］黄芪15g，党参10g，升麻4g，陈皮10g，苍术、白术各10g，柏子仁10g，炒枣仁10g，远志10g，白芍10g，茯苓15g，丹参15g，黄连6g，黄芩10g，厚朴10g，炒枳壳12g，甘草6g。

又服14剂，诸症皆消。

按：病者平素情志不调，肝郁气滞，导致脾胃不和，故有嗳气，泛酸，呃逆，肝区疼痛，两胁胀之表现，且伴口干、口苦提示有肝郁化热趋势，故一诊以逍遥散加连、芩等。二诊症状有所改善，但不理想。分析其本：脾虚运化水谷失职，大便溏软，精微流失，则乏力气短；气虚不能帅血，不通则痛。故又以补中益气汤温补中焦，既促运化，又帅血通瘀，通则不痛；又因"胃不和，则卧不安"，加柏子仁、炒枣仁、远志以镇静安神。药后疗效满意。

例2：张某，男，33岁。就诊日期：1997年3月12日。

初诊：胃脘及脐周疼痛间断性发作2年余，胃脘胀，嗳气，无泛酸。周身乏力，口黏口涩。大便不成形或先硬后溏，有时便前腹痛，便后疼痛缓解。2年来间断服用香砂养胃丸、加味保和丸、甲氧氯普胺、多潘立酮等，疗效均不满意。脉沉，舌淡暗。胃镜检查：慢性浅表性胃炎，大便常规(−)。

［西医诊断］慢性胃炎。

［中医诊断］腹痛。

［辨证］脾胃不和，心脾两虚。

［治法］补益心脾，调和脾胃。

［处方］黄芪15g，党参10g，苍术、白术各10g，升麻4g，柴胡10g，丹参15g，白芍10g，陈皮6g，厚朴10g，炒枳壳10g，防风10g，黄连6g，黄芩10g，甘草6g。14剂水煎服。

二诊：6月26日。上方服后胃脘胀、嗳气等症状有好转，便前腹痛未发。因工作原因，未按时就诊，但间断守方服用。最近仍有脐周隐痛，矢气则舒，大便不成形，脉细，舌淡苔腻。治则同前。继用上方加芡实15g。14剂水煎服。

三诊：7月24日。服药后脐周已不痛，大便正常，偶有乏力，饮食好，基本无不适。脉弦，舌苔薄白质暗。仍守原法按原方取药6剂水煎服，每日1剂。再取药6剂配丸药，以固疗效。

按：本例病人胃脘及脐周均痛，病在脾胃。伴有周身乏力、口黏口涩、大便溏泻，实为脾虚为主。脾虚运化湿水异常，水走大肠则易腹痛；脾气不足，脾虚胃失和降则胃脘胀、嗳气。故史济招教授以补中益气汤，健脾和中，配伍平胃散健脾和胃燥湿；防风、白芍合补中益气汤中陈皮、白术以治痛泻，药后胃胀、嗳气、便前腹痛好转，复诊时又加芡实健脾实肠。服药近4月余，症状消失，病情痊愈，为巩固疗效，配成丸药治疗。

例3：高某，女，66岁。就诊日期：1998年3月17日。

初诊：胃脘疼痛胀满10余月，全身乏力，气短，胸闷，呃逆，餐后胃脘胀，食欲不振，睡眠不佳，善太息，有时大便不成形发黏。脉弦滑，舌淡暗，苔白腻。胃镜诊为慢性浅表性胃炎。

［西医诊断］慢性胃炎。

［中医诊断］胃脘痛。

［辨证］脾胃不和，湿邪内蕴。

［治法］调和脾胃，健脾燥湿。

［处方］黄芪15g，苍术、白术各10g，当归10g，升麻4g，柴胡10g，黄芩10g，厚朴10g，陈皮6g，白芍10g，炒枳壳10g，茯苓15g，炒远志10g，炒枣仁10g，黄连6g，甘草6g。6剂水煎服。

二诊：3月31日。上方服用2周，药后胃脘胀、呃逆明显好转，胃脘痛发作次数减少，仍感气短，两胁胀，大便成形。脉沉，舌淡暗，舌下紫暗。

［处方］继用上方加桃仁10g，红花10g。再服12剂，胃脘痛而愈。

按：该例病人病程颇长，又伴食欲不佳，乏力，气短。故考虑正气不足，病位以脾为主。脾虚运化水湿不利，湿蕴于内，故而便溏发黏、舌苔白腻。史济招教授采用补中益气汤和平胃散合方治疗。又因病人善太息，有肝气不疏之证，故加白芍寓逍遥散之意，又能缓急止痛。二诊时病人胃脘胀满、呃逆明显好转，仍感气短，胃脘疼痛好转，但不理想，两胁胀。查其舌下紫暗，此为肝郁血瘀之征，故用桃仁、红花增加强活血作用，通而不痛。再服12剂，胃脘痛而愈。

例4：梁某，女，42岁。就诊日期：1998年9月1日。

初诊：饭后胃脘痞闷感20余天，无嗳气，无泛酸，平时大便次数多，每天3~4次，不成形，含有不消化食物，恶臭，全身无力，自汗，睡眠不佳。脉滑，苔薄白腻。

［西医诊断］慢性胃炎。

［中医诊断］胃脘痛。

［辨证］脾虚湿困，肝胃不和。

［治法］健脾燥湿，疏肝和胃。

［处方］黄芪15g，党参10g，苍术、白术各10g，升麻4g，柴胡10g，丹参15g，白芷10g，陈皮10g，厚朴10g，炒枳壳10g，防风10g，炒枣仁10g，炒远志10g，香附10g，甘草6g。6剂水煎服。

二诊：9月8日再诊。药后胃脘不适减轻，大便已成形，较通畅，大便异味仍然较大。精神亦改善，乏力好转。脉细，舌淡有齿痕，苔薄白微腻。仍守原方去香附，防风，加黄连 6g，葛根 30g。12 剂水煎服。

9 月 15 日又来就诊时，诸症皆消，问是否可以停药。嘱可停药观察，不适再诊。

按：本例病人胃脘不适 20 余日，伴腹胀，便溏，味恶臭，舌淡有齿痕，苔腻是脾胃失健，湿邪内蕴，故史济招教授给予补中益气汤以补脾健中以促运化，以平胃散健脾运湿以治湿邪，另有白芷一味芳香化浊。二诊症状见轻去防风、香附，加黄连、葛根，与第一方共成健脾清利湿热之功，药后效果较好。

（二）腹泻

腹泻，中医称之为"泄泻"，以排便次数增多，粪质稀溏或完谷不化，甚如水样为主的病证。古将大便溏薄而势缓者称为泄，大便清稀如水而势急者称为泻，现统称泄泻。相当于西医的急、慢性胃肠炎等范畴。史济招教授认为本病大多于脾失运化、脾不升清所致，故补中益气汤主之。

病案举隅

例 1：闫某，女，49 岁。就诊日期：1999 年 6 月 29 日。

初诊：1997 年 2 月行胰腺肿瘤摘除术，病理提示为胰岛细胞瘤。同年 4 月出现腹泻，服中药泻止。8 天前因饮食不节，进食剩饭，出现腹泻，大便呈水样，含不消化食物，便前腹部轻度疼痛，每天大便 2~3 次。伴胃脘灼热、疼痛，呃逆，食纳不香，口干、口黏，腹泻期间身感无力，肛门亦轻度灼热感。

[查体] 心肺（－），腹部无压痛，肝脾未及，肠鸣音每分钟 6 次，下肢无水肿。脉沉细滑，舌胖暗，苔薄腻。

[辅助检查] 大便常规：黏液便，白细胞 4 个，红细胞 1 个。超声波提示肝血管瘤。肝功正常，乙肝五项（－）。

[西医诊断] 胰腺肿瘤摘除术后，慢性胃肠炎，肝血管瘤。

[中医诊断] 泄泻。

［辨证］脾胃不和，大肠湿热。

［治法］清利大肠湿热，健脾和胃。

［处方］补中益气汤合葛根芩连汤加减。

黄芪 15g，党参 10g，苍术、白术各 10g，升麻 4g，柴胡 10g，丹参 15g，陈皮 6g，黄连 6g，葛根 15g，黄芩 10g，枳壳 10g，厚朴 10g，茯苓 15g，甘草 6g，芡实 10g，莲肉 10g。

上方服 3 剂，大便成形稍软。效不更方继服上方至 1 周，腹泻痊愈，余症亦消。为巩固疗效，嘱病人服中成药补中益气丸，每日 6g，日 2 次。

按：胰为消化要脏，术后病人消化功能必然受到影响，中医认为外伤（手术）易伤元气，先天之气受伤，后天之本脾气不足，势必易感外邪，胃脘、肛门灼热均为湿热的致病特点；由于腹泻，中气随泻而耗，加重气虚，故而身感无力；泄泻伤耗阴液，故而口干、口黏；湿热之邪阻滞气机，气机不畅，故而胃脘疼痛，时而呃逆，食纳不香。舌胖暗苔薄腻也表示有气虚水湿不化之象。综上所述，本证为脾胃气虚，大肠湿热。实验室检查大便中有少量红、白细胞，因此不能除外有细菌致病的可能性。该病人泄泻病程 8 天，伴有胃脘灼热，便后肛门灼热感，此为大肠湿热之象。当以葛根芩连汤泻利湿热之邪，但考虑病人旧病在身，正气不足，故用补中益气汤以制葛根芩连汤苦寒伤脾之弊。方中又加芡实、莲肉、茯苓健中止泻；又含平胃散燥湿运脾，行气和胃，提高食欲，消痛止逆；因补中益气汤中当归有润便之性，所以用丹参易之。众药协力，扶正祛邪，药到病除。

例 2： 岳某，女，36 岁。就诊日期：2001 年 3 月 16 日。

初诊： 腹泻 2 月余。病人于 2 个月前因患恶性疟疾住入某院。从起病时即有腹泻，大便糊状，日 2~3 次。治疗 2 个月后，多次查血涂片均未找到疟原虫，主治医师告知其恶性疟疾已治愈，不需再作任何治疗，令其出院。但病人认为自己病尚未痊愈，因为她感到极端无力，大便亦未恢复正常。1 周前回到家中，情况未见改善，于是来我院中医科就诊。

［既往］10 年前患过肺结核，近 2 年来常易感冒。

［查体］发育中等，营养欠佳。看去虚弱，面色苍白，周围淋巴结恰及。心脏不大，二尖瓣区可闻及一个局限性 1/6 级的吹风样杂音，双肺呼吸音清。

腹平软，脐周有轻度压痛，脾脏恰及，肝脏未触及。膝反射存在。脉弦滑，舌质淡暗，苔薄白。

[辅助检查] 大便糊状，深棕色，无臭味，无鲜血，显微镜下亦无特殊。

[西医诊断] 腹泻。

[中医诊断] 泄泻。

[辨证] 脾胃虚弱。

[治法] 健脾和胃。

[处方] 补中益气汤方合参苓白术散加减。

黄芪15g，党参10g，白术10g，升麻4g，柴胡4g，丹参15g，茯苓15g，山药15g，白扁豆15g，连翘10g，炒砂仁（后下）6g，炙甘草6g。

服上方汤剂2周后情况好转，大便每日1次，但仍便溏。嘱她继续服上方至少1个月。1个月后来诊，健康状况良好，满面红光，1周前大便已成形。

按：该病人泄泻由恶性疟疾病而起，治愈后病人仍有腹泻，且感极端无力，故来中医科就诊。察其既往病史，曾患肺结核，且常有反复感冒病史，可推测病人为正气虚弱的体质。查体可见病人营养欠佳，看去虚弱，面色苍白，周围淋巴结可触及，舌质淡暗等，均为气虚之象。故用补中益气汤为主方，又因病人主要表现为脾胃气虚，故合治疗脾胃虚弱的良方参苓白术散治疗，且参苓白术散具培土生金之义，正与病人既往病史符合。方证相应，效如桴鼓。

（三）便秘

便秘是粪便在肠内滞留过久，秘结不通，排便周期延长；或周期不长，但粪质干结，排出艰难；或粪质不硬，虽有便意，但便而不畅的一种病证。中医学也称之为便秘。便秘一病，虽属肠道病变，其临床症状较为单纯，但其成因却很复杂，由于病因病机的不同，故临床症状各异。

史济招教授认为脾为升清降浊要脏，脾气不升，就会影响浊气的下降，即脾胃运化失常，大肠传导障碍。因此多主张用补脾益气法为基础，随症加减用药。如血虚者重用当归、熟地。兼有气滞者用香附、枳壳、枳实、厚朴。若年老体弱，阳气不足，阴寒内生，凝滞肠胃，则加肉苁蓉以补阳通便。史教授很少应用苦寒攻下之大黄、芒硝一类药物。常将银花、连翘二味伍于补中益气汤中。银花、连翘性味甘寒入脾胃经，主要清热解毒，但史教授配伍二药常治便秘，若配伍补中益气汤中，甘化阴液，寒祛温热，不伤胃气，又防止黄芪、党参等药性偏温，临床常获显效。最近有实验证明补中益气汤能够提高慢传输型便秘模型小鼠粪便含水率及肠道推动率，从而改善便秘症状。

📖 病案举隅

例1：李某，女，41岁。就诊日期：2000年3月14日。

初诊：大便秘结，排便费力，排便时间长（约20分钟）4~5年。经常用开塞露解决。有时泡饮番泻叶水，由于药量掌握不好，曾导致腹痛腹泻。平素胃脘痞满，腹胀餐后明显，矢气不多，寐差多梦，纳食不香，口淡无味，乏力，不愿劳作。脉弦，舌淡有齿痕，舌苔薄白。

［西医诊断］便秘。

［中医诊断］便秘。

［辨证］气血不足，腑气不通。

［治法］补脾益气，润肠通便。

［处方］黄芪15g，党参15g，白术10g，升麻4g，柴胡10g，当归10g，陈皮6g，白芍10g，香附10g，炒枣仁10g，炒远志10g，金银花10g，连翘10g，甘草6g。7剂水煎服。

上方服用7剂后，胃脘痞闷、腹胀感减轻，大便已不干，但排出仍不畅。自按原方又服7剂。便秘症状虽有好转，睡眠也较前改善，但仍感大便不畅而影响心情。舌脉同前，仍守原法，原方加枳实10g，合欢皮15g。随诊3个月，病人每1~2天排便一次，排便时间最长不过5分钟，便质成条不硬。未再用开塞露。

按：本例病人胃脘胀满4~5年，餐后腹胀明显，大便秘结，排泄费力，纳食无味，乏力，结合舌脉考虑脾气推动无力所致。故史济招教授给予补中益气汤，健脾益气，增强脾胃运化功能，病人寐差多梦故给予炒枣仁、炒远志以镇静安神，调节情绪；并配伍金银花、连翘甘寒化阴，清热通便。二诊后状况改善但大便排不畅，故加枳实以破气消胀，助粪便顺利排出。

例2：雷某，女，62岁。就诊日期：1998年7月17日。

初诊：近3个月余疲倦乏力，纳差，胃脘不适，腹部胀痛，大便秘结，每3~5天一行，多为球便，临厕努争，出汗较多，常觉气短。脉沉细，舌淡苔薄。

［西医诊断］便秘。

［中医诊断］便秘。

［辨证］气血不足，腑气不通。

［治法］益气养血，润肠通便。

［处方］生黄芪15g，党参15g，升麻4g，柴胡4g，白术10g，陈皮10g，当归20g，炙甘草10g，炒枳壳10g，焦三仙各10g。

并嘱病人进行生活调理，保持有规律的生活起居，养成定时排便的良好习惯。平时饮食宜多食粗粮、蔬菜、水果，适量饮水，避免食用煎炸、辛辣、肥甘厚味等，慎食寒凉生冷食物。宜适量活动，促使周身气血流动，以利于大便的排泄。

二诊：自述药后乏力、气短明显好转，仍感大便排泄困难，较初诊时好转，每2~3天1次，球型便。舌脉同前，仍按原法，续用原方加枳实。

三诊：药后大便通畅，每日1次，仍有些乏力，食欲改善，续用前方14剂，以善其后。

按：一般认为腑内燥热，大便不通常是热秘；气滞郁结，气机不畅之便秘常是气秘；肾阳不足运行不畅而致便秘称其冷秘；若疲倦无力，面色无华，舌淡脉沉细，大便秘结，临厕努争，排泄费力，甚至汗出频频，多是气虚所致。本例病人疲倦乏力3个月余，伴胃脘不适，均为气虚便秘之表现，故史教授运用补中益气汤，重用当归20g润肠通便，再加枳壳调理大肠气机，焦三仙消食导滞，收到较好效果。

四、泌尿系统疾病

（一）泌尿系感染

泌尿系感染是由细菌或病毒，偶见真菌引起的泌尿道疾病，属中医之

"淋证"。由于肾、膀胱气化不利所致。临床出现尿急、尿频、尿痛、小腹下坠等症，为中医的湿热下注证。对于泌尿系感染多数医者均从膀胱湿热论治，尤其急性期常以清热利湿通淋之法，方用八正散居多。古代医书《丹溪心法》也说："最不可用补气之药，气得补而愈胀，血得补而愈涩，热得补而愈盛。"验之临床实际来说，并非都是如此。史济招教授认为反复发作的泌尿系感染，常是机体免疫功能低下所致，"邪之所凑，其气必虚"。故常选用补中益气汤加减治疗。

📋 病案举隅

例1：庞某，女，43岁。就诊日期：1997年6月10日。

初诊：反复尿频，尿色深黄，伴腹胀、小腹下坠2个月余。尿中反复出现红、白细胞和少量蛋白。近1周症状加重，伴颜面及下肢水肿。平素周身乏力，心慌，气短，头晕，多梦，动则汗出，手脚发凉，腰部疼痛，大便经常不成形。查尿常规可见白细胞70个/ul、红细胞25个/ul、蛋白（－）。病初曾服抗生素及中成药尿感宁，效果不巩固，病人有肝功异常史，恐久服抗生素"伤肝"，故求于中医治疗。脉细滑，舌黯，尖稍红，苔薄腻。

[西医诊断] 泌尿系感染。

[中医诊断] 淋证。

[辨证] 脾失健运，水湿内停。

[治法] 健脾益气，运化水湿。

[处方] 补中益气汤加减。

黄芪30g，党参10g，白术10g，升麻4g，柴胡10g，当归10g，白芍10g，陈皮6g，防风10g，防己10g，炒酸枣仁10g，远志10g，茜草30g，黄连6g，甘草6g。14剂水煎服，日1剂。

上方服14剂后复诊见水肿消失，腰痛减轻，眠好梦少，便成形，偶有心慌气短。查尿常规正常。继服15剂后停药，随访2个月无反复。

按：本例病人虽以尿频，伴腹胀、小腹下坠为主诉就诊，但周身乏力、气短、头晕、水肿、动则汗出、大便不成形等均为脾气不足之证。脾虚不统血，故可见尿中红细胞。治疗宜用补中益气汤，另加用防己、防风以祛风利湿，加强消肿的力量；酸枣仁、远志养血安神；又有白芍缓急止腹痛；黄连既燥湿又去心火，还可抑制细菌和抗病毒，加入方中以助消炎安眠；另加茜草活血止血。针对尿常规反复出现红细胞而用。

例2：石某，女，43岁。就诊日期：1997年7月15日。

初诊：反复尿频，腰痛，并伴尿排不尽感2个月。初次发病时伴有发热，尿热，查尿中大量红、白细胞。此次发病1周余，尿痛、尿急，乏力，腰痛腰沉，食欲正常，但饭后上腹堵胀，大便经常不成形。脉沉细，舌胖暗，舌尖红，薄腻苔。

［辅助检查］尿常规蛋白（＋），白细胞500个/ul，红细胞250个/ul。超声提示肾囊肿。

［西医诊断］泌尿系感染，肾囊肿。

［中医诊断］淋证。

［辨证］脾气虚弱，夹有下焦湿热。

［治法］益气健脾，清利湿热。

［处方］黄芪15g，党参10g，苍术、白术各10g，升麻4g，柴胡4g，丹参15g，白芍10g，陈皮6g，瞿麦10g，萹蓄10g，黄柏10g，茯苓15g，黄连6g，甘草6g，续断10g，三七粉（分冲）4.5g。14剂水煎服。

二诊：7月22日。尿痛、尿急消失。仍感乏力，饭后上腹堵胀感，亦未缓解，大便不成形，舌脉同前。守方服。

按：病人病初为湿热之邪侵及，因蠲邪不利，导致气虚，故感乏力；气虚血瘀，或湿滞，不通则痛，故而腰痛腰沉，并尿排不尽感；脾胃虚弱，运化水谷不利，故而饭后上腹堵胀，大便不成形；脾虚固涩失利，故而尿频；气虚水停，久滞化热，热迫血妄，故而尿中有血；此外气虚不摄血，也是导致血液外溢的一个因素。舌胖暗，苔白腻均为气虚水停之证，舌尖发红亦为化热之象。

本病人以血尿为主症，但根据全身状况分析此病人正气已不足，无力蠲邪，故取补中益气汤扶正；瞿麦、萹蓄、黄柏清利湿热，凉血止血，以制湿热之邪伤及血络而止血，同时又有消炎抗菌作用，再配三七加强止血力量，共同消除尿中红细胞；方中柴胡、升麻协助升举阳气，与茯苓同用升清泌浊，既缓尿频和排尿不尽之症，又促病邪从小便而出；黄连清热燥湿，纠正大便不成形，该药又有中药抗生素之称，为一举多用；白芍配甘草可缓腰痛，同时配柴胡疏肝解郁，以助水液运行；苍术芳香化浊，健脾燥湿，也为消除诸症而用。此外，将补中益气汤中当归易丹参也为避免便溏之偏，同时又不减活血化瘀之功，川断可缓腰痛之症。全方温凉并举，邪祛正存。病人服药 14 剂，症状大减，为巩固疗效，继遵原方。

例 3： 张某，女，23 岁。就诊日期：1998 年 4 月 7 日。

初诊： 反复泌尿系感染 5 个月余，近 2 周以来又出现尿频、尿热、尿黄，无尿痛，伴腰痛、小腹痛，乏力，便溏。脉沉细，舌苔腻。尿常规正常。

［西医诊断］慢性泌尿系统感染。

［中医诊断］淋证。

［辨证］脾气虚弱，下焦湿热。

［治法］补脾益气，清热利湿。

［处方］黄芪 10g，党参 10g，苍术、白术各 10g，升麻 4g，柴胡 4g，当归 10g，陈皮 10g，黄柏 10g，瞿麦 10g，萹蓄 10g，车前草 30g。

二诊： 4 月 16 日再诊。药后小腹痛好转，尿已不频，夜尿多，仍有腰疼，仍守原法，加续断 10g，14 剂水煎服。随诊症状无反复。

按：本例病人反复尿路感染已有 5 个月余，有转为慢性病趋势。伴随症状乏力、便溏是脾气不足表现，脾气不足后天之本不强，则抵抗力下降，易受外邪侵袭，行于下焦则成淋证。湿热内阻膀胱气化不利，则尿频尿痛，治疗当培补后天之本，清利下焦湿热，用补中益气汤补脾气，黄柏、瞿麦、萹蓄、车前草清热利湿以通淋。二诊诸症皆减，腰痛仍存，故加续断以壮肾。

例 4： 邓某，女，28 岁。就诊日期：1998 年 10 月 15 日。

初诊： 1998 年 9 月份因尿频、尿急、尿痛在外院诊为急性泌尿系感染，经抗菌消炎治疗痊愈。近 1 周又发生尿频、尿痛，腰痛，少腹隐痛，两胁胀，无发热。平素乏力，气短，易疲倦，寐差，易急躁，纳可，大便偏干，脉滑，舌苔薄黄腻。外院查尿常规：白细胞 250 个 /ul，红细胞 25 个 /ul，尿蛋白（ - ）。

［西医诊断］泌尿系统感染。

［中医诊断］淋证。

[辨证] 下焦湿热, 肝郁脾虚。

[治法] 清利湿热, 疏肝健脾。

[处方] 黄芪 15g, 党参 10g, 苍术、白术各 10g, 升麻 4g, 柴胡 10g, 当归 10g, 陈皮 10g, 炙甘草 6g, 白芍 10g, 香附 10g, 萹蓄 10g, 瞿麦 10g, 黄柏 10g, 黄连 6g, 合欢皮 10g。6 剂水煎服。

二诊: 服药后腰痛消失, 少腹痛明显好转, 睡眠亦改善, 仍有尿频, 尿不尽感, 舌脉同上, 守方续服。

三诊: 药后, 症状均消失, 偶有尿频, 睡眠好, 饮食二便正常, 仍守原法配丸药 1 料, 以固疗效。

按: 本例病人急性泌尿系感染虽已治愈, 但正气受损, 病情反复, 故用补中益气汤扶补正气, 以治乏力, 气短, 容易疲倦; 再配伍萹蓄、瞿麦, 清热利尿通淋, 苍术、黄柏、黄连清热燥湿, 以治下焦湿热, 故收到较好效果, 史教授还认为一些慢性感染性疾病反复发作, 常常是身体抵抗力下降, 而补中益气汤具有增强机体免疫功能之作用, 萹蓄、瞿麦, 清热利湿通淋, 又有抗菌消炎作用, 瞿麦还有利尿作用, 中西相助, 药到病除。

例 5: 吴某, 女, 23 岁。就诊日期: 1997 年 6 月 24 日。

初诊: 反复血尿 2 个月。2 个月前曾出现血尿, 无自觉症状, 持续 1 天, 血尿自行消失。但此后体力下降, 容易疲倦, 反复胃脘疼痛, 无规律, 经常牙龈出血, 1 周前又出现血尿, 并伴有尿频、尿急, 排尿时轻度灼热感。外院尿常规可见红、白细胞, B 超: 肾及膀胱未见异常。既往每年大便便血 1 次, 每次持续 10 天左右, 已连续 3 年, 外院诊为痔疮, 大便软, 基本成形。平素经常偏头痛。月经有血块, 周期基本正常。末次月经 6 月 3 日。脉弦细, 舌暗尖红, 边有齿痕, 苔薄腻。

[西医诊断] 血尿待查。

[中医诊断] 血证。

[辨证] 气虚血瘀, 气血两虚。

[治法] 益气活血止血。

[处方] 黄芪 15g, 党参 10g, 白术 10g, 柴胡 10g, 升麻 4g, 当归 10g, 陈皮 6g, 白芍 10g, 茜草 30g, 三七 (分冲) 4.5g。6 剂水煎服。

二诊：7月1日后。药后尿色变浅，尿频、尿急减轻，排尿时不觉灼热。牙龈出血不明显。因正值月经将至期，不愿查尿常规。嘱继服原方。

三诊：7月15日。诸症消失。查尿常规，正常。

按：本例病人因血尿后出现体力下降，容易疲倦，牙龈出血，提示气虚统血力弱；气虚还表现在帅血无力而血瘀，故病人经常头痛、胃痛、经有血块。舌暗亦为血瘀之征。该病人既有出血又有血瘀，因此治疗时既要益气摄血，又要益气活血，需权衡用药。本着瘀血不去新血不生之理念，史济招教授选用补中益气汤加茜草、三七，二药均有止血、活血双重之功效。本例病人之疗效说明取方有道。茜草配三七是史济招教授用于各种出血的常用对药。

（二）特发性水肿

特发性水肿，是水肿中较为常见的一种。水肿从分类上讲有心源性、肾源性、肝源性、营养不良性等，这些水肿都是有明显的原因可寻，而特发性水肿，就奇特在无明确原因可查，故冠以"特发性"一词。属于中医的"水肿"范畴，与脾、肺、肾三脏密切相关。

📑 病案举隅

例1：邓某，女，65岁。就诊日期：1999年6月29日。

初诊：水肿时重时轻近40年，以下肢肿为主，午后下肢沉重，食欲正常，口不干不饮水，平时四肢倦怠，头晕乏力，思眠而精神差，大便秘结。病人曾查超声波发现有肝囊肿，担心"癌变"，情绪低落。曾多次检查尿常规正常、肝肾功能正常，甲状腺功能正常，下肢血管超声波正常。脉滑，舌淡暗苔微腻。

[既往]腹部超声波：肝囊肿，余无特殊。

[西医诊断]特发性水肿，肝囊肿。

[中医诊断]水肿。

[辨证]气虚血瘀，水湿内停。

[治法]益气活血，化瘀利水。

[处方]黄芪15g，党参10g，白术10g，升麻4g，柴胡10g，当归10g，

陈皮 6g，桃仁 10g，红花 10g，防已 10g，金银花 10g，连翘 10g，香附 10g，炙甘草 6g，夏枯草 30g，白芍 10g。

二诊：7 月 20 日。服药近 1 个月水肿好转，仍有困倦乏力，仍守原法续服。

按：水液的正常运行，依赖气的推动。水肿的发生，主要是全身气化功能障碍的表现。就脏腑而言，人体水液的运化，主要与肺、脾、肾有关，在发病机制上，肺、脾、肾三脏是相互联系，相互影响的。根据病人临床表现，如乏力思眠、四肢倦怠、下肢沉重，提示病位在脾肾。脾虚不能运化水湿，水湿壅盛，而致水肿；有湿气在内故而无口干，亦不喜饮水。故史济招教授以补中益气汤为主，健脾运湿。配防己利水消肿。防己可散风除湿，利水消肿，尤以下肢水肿者尤宜；由于病人十分在意肝囊肿之疾，因此用有抑制结缔组织增生作用的夏枯草，配白芍、香附疏肝里气，桃仁、红花活血化瘀。全方性偏温，考虑大便干结，故加金银花、连翘佐制药性。

例 2：庞某，女，43 岁。就诊日期：1997 年 6 月 19 日。

初诊：因面部及双下肢水肿半年余，伴有乏力气短，动则汗出，劳累后症状加重。心悸怔忡，寐差多梦。病人曾在内科就诊，检查肝肾功能、甲状腺功能均正常，尿常规（－），月经正常，既往否认心脏病史，诊为特发性水肿。曾用双氢克尿噻等利尿剂，疗效不稳定，且服用双氢克尿噻期间乏力明显加重。遂就诊于中医。观其面色㿠白，颜面浮肿，双下肢凹陷性水肿。舌苔腻，脉沉细。

［西医诊断］特发性水肿。

［中医诊断］水肿。

［辨证］心脾两虚，湿邪内蕴。

［治法］补益心脾，燥湿利水。

［处方］黄芪 15g，党参 10g，白术 10g，升麻 4g，柴胡 10g，陈皮 6g，防风 10g，防已 10g，炒枣仁 15g，黄连 6g，甘草 6g。12 剂水煎服。

药后水肿明显减轻，睡眠改善，效不更方，续以原方再进数剂，病情稳定。

按：本例病人以水肿为主症就诊，并伴有乏力气短，动则汗出，劳累后症状加重等脾虚证。故用补脾要方补中益气汤治之。本病用利尿西药有短暂疗效，病人常因出现乏力、神差而不愿接受，而中医治疗该病显示出一定优势。本例用补中益气汤为基础方，另用防风治疗颜面部浮肿，疗效较好。防己尤善泻下焦湿热，故对下半身水湿停留之症尤为适宜，若配伍补脾益气之黄芪、白术则利水消肿效果更佳；防风、防己相配祛风胜湿，利水消肿，常收到较好效果。史济招教授认为长期湿停的病人常伴有血瘀证，故加茜草以活血化瘀；方中炒枣仁、黄连常用于心悸怔忡，寐差多梦。

五、生殖系统疾病

（一）妇产科疾病

常见的妇科疾病月经过多或过少、崩漏、功能性子宫出血、子宫肌瘤等。李东垣在《脾胃论》说："百病皆由脾胃衰而生也。"又说"夫脾胃不足皆为血病"妇女以血为主，以血为用。脾虚可导致气血生化之源不足而月经量少或闭经闭；脾虚又可致中气不足，失于统血，摄血而致月经量多，崩漏；脾气不足，帅血无力，气滞血瘀，进而形成癥积，也不少见。因此史济招教授巧用补中益气汤加减治之，多收良效。

📋 病案举隅

例1：姜某，女，34岁。就诊日期：1997年10月7日。

初诊：月经量多1年余，色淡质稀无血块，带经7~10天，月经周期基本正常，平素多思善虑，乏力气短，头晕心慌，睡眠多梦，两胁胀满，腰酸脱发，食欲尚好，大便不成形，舌淡苔薄腻脉，沉细，面色㿠白，血红蛋白70g/L。末次月经9月27日。半年前外院盆腔B超示子宫肌瘤。

［西医诊断］贫血，子宫肌瘤（待确诊）。

［中医诊断］月经量多。

［辨证］脾不统血，肝肾不足。

［治法］补益心脾，滋补肝肾。

[处方] 黄芪 15g, 党参 10g, 白术 10g, 升麻 10g, 柴胡 6g, 当归 10g, 炙甘草 6g, 陈皮 10g, 菟丝子 6g, 女贞子 10g, 白芍 10g, 炒枣仁 15g, 炒远志 10g。14 剂水煎服。

二诊: 11 月 6 日。10 月 28 日行经, 经量减少, 4 天即净。药后头晕乏力, 气短也好转, 睡眠好。血红蛋白增至 80g/L, 大便基本正常, 先干后软。舌淡有齿痕, 脉沉细。超声检查 "子宫肌瘤"。仍守原法。继用原方加枸杞子 10g、淫羊藿 10g、夏枯草 30g。该方继服 1 个月, 待月经来潮观效。

三诊: 12 月 4 日。11 月 27 日行经, 经期未停药, 行经 4 天血净。余症均有不同程度的好转。辨证治法同前, 嘱其继服 4 周, 停药观察疗效。随访 6 个月, 病情稳定, 血红蛋白波动于 120~140g/L。复查 B 超: 子宫肌瘤可见, 大小同前。

按: 病人平时肝气不疏, 多思善虑, 思虑伤脾, 脾不能统摄血脉以固冲任, 使脉中之血随经而外溢, 以致经量增多。中气不足, 升举力弱, 血下行不固。病人月经量多已 1 年余, 使气血两亏, 因而出现心悸失眠, 血不养心之表现; 发病日久, 脾病及肾, 因而出现肾气不足, 故腰酸发脱; 而气短乏力, 大便不成形, 舌淡苔薄腻、脉沉细均为脾虚表现。再者脾虚不能运化水谷精微以荣养于面, 故面色苍白无华。综观其临床表现, 病本在于脾不统血、肝肾不足。故史济招教授选用补中益气汤为基础方。方中黄芪、党参、白术、炙甘草补脾益气。柴胡、升麻升举阳气, 当归、白芍补血养阴, 又使方中寓有逍遥散之意以获疏肝健脾之效; 陈皮理气健脾, 佐黄芪、党参、白术、炙甘草益气健脾以促运化; 用枸杞子、女贞子、菟丝子、淫羊藿补益肝肾, 坚阴固精, 荣发健脑; 炒枣仁、炒远志养血安神, 又缓多思善感; 用夏枯草软坚散结, 针对子宫肌瘤而用; 诸药相助, 获效有功。本例针对脾主统血的功能而立法, 治方以补益脾气为主, 并未施用止血药, 然血量明显减少, 说明脾脏在本证中确起主导作用。体现了中医之整体观念的治病特点。

例 2: 秦某, 女, 31 岁。就诊日期: 1998 年 11 月 10 日。

初诊: 月经量少半年余, 每次行经 1 天即停, 色暗, 经期不准, 常衍期 3~8 天。伴头晕, 多疲倦, 乏力, 反复感冒, 行经时腹痛, 腰痛, 小腹冷痛, 手足发凉, 心慌, 睡眠多梦, 纳好, 大便正常, 平时血压偏低, 波动于

（80~90）/（50~70）mmHg。舌淡有齿痕，脉沉细，末次月经10月22日。

［西医诊断］月经不调。

［中医诊断］血枯。

［辨证］气血不足，冲任不充。

［治法］益气健脾，滋养冲任。

［处方］黄芪15g，党参10g，苍术、白术各10g，升麻4g，柴胡10g，当归10g，陈皮6g，艾叶10g，阿胶10g，炒枣仁10g，炒远志10g，茜草30g，厚朴10g，甘草10g。14剂水煎服。

二诊：12月3日。药后头晕、乏力、易疲倦好转，腹部胀满。述11月21日行经，经色变鲜，痛经减轻，经量虽有增加，但仍不理想，小腹、手足仍感发凉。继上方加香附10g、吴茱萸6g，改当归为丹参15g加强温宫散寒、活血养血力量。再服20剂。

三诊：12月24日。述今行经第3天，经量较前增加，无痛经，小腹不凉。大便不成形，舌淡有齿痕，脉沉细，仍守原方，嘱其于下次月经前10天开始服用。观其经血情况。

四诊：1999年1月28日复诊。述其1月25日行经，血量适中，今将净。行经第1天小腹不适，微凉，能耐受，第2天症状消失，手足温。

按：本例病人多疲倦，乏力，反复感冒，此乃气虚之证。脾虚化源不足，营血亏虚，冲任不充，血海亏虚，胞宫失养，故使经血不能按时而下，遂使月经周期延后量少；气虚则温煦力弱，故而手足怕凉；胞宫虚寒，故而小腹冷痛；寒主凝滞，血行不畅，不通则痛，故小腹冷痛。《丹溪心法》云："过期而来，乃是气血虚。"故史济招教授用补中益气汤为主方补脾益气使其化源充足，滋养冲任；再加阿胶、茜草养血补血活血；艾叶、吴茱萸暖宫散寒。再加香附、丹参、厚朴三药疏肝理气、活血化瘀、宽中健脾、通经止痛，使所补之血畅而不滞；炒枣仁、炒远志养血安神。总疗程贯穿健脾益气、疏肝养血、温宫散寒之法。并未应用直接补肾调冲任药物，然收效甚佳，说明治病循本方为上策。

例3：刘某，女，43岁。就诊日期：2000年4月9日。

初诊：月经不调3个月。近3个月月经周期不准，常后期，行经期长，淋漓不尽，量少色淡，平时乏力，气短，寐差失眠，多梦，偶有心律不齐，双腿酸软，腹胀，大便不成形，每日 2~3 次，舌淡暗有齿痕，脉沉细弦，偶有结代。末次月经 3 月 20 日，今未净，血量不多。

[西医诊断] 月经不调。

[中医诊断] 崩漏。

[辨证] 脾虚失摄，心血不足。

[治法] 健脾益气，养血补心。

[处方] 黄芪 15g，党参 10g，白术 10g，升麻 10g，柴胡 10g，当归 10g，白芷 10g，陈皮 6g，炒枣仁 10g，香附 10g，黄连 6g，茜草 30g，炙甘草 6g，远志 10g，生蒲黄 10g，茯苓 10g。

二诊：4 月 13 日。述服药仅 2 剂，经血已停，继续服药乏力、气短、心悸均好转，大便也成形。仍守原法去茜草、生蒲黄、茯苓。再服 2 周巩固疗效。随访 3 个月病情无反复。

按：崩漏是崩和漏之统称，相当于西医的无排卵型功能性子宫出血，多发生在月经初潮后及绝经期。中医分其病因常有肾虚、脾虚、血热与瘀血之分。本例病人年龄接近更年期，以漏为主症。虽有"肾主生殖、固冲任"之说，但综其主症如乏力、气短、经量少、色淡、大便不成形等均为脾气不足之症。脾为后天之本，肾为先天之本，先天需后天不断充养方能行其职责。史济招教授认为此症应从健脾益气入手。脾气不足，统摄无权，冲任不能够制约经血以致月经淋漓，过期不停；气虚火衰不能化血为赤，故经色淡；脾虚运化失职，水谷不化，故腹胀，大便不成形。脾虚化源不足，营血衰少，血海蓄溢不多故经量少。气虚血少，血不养心故心悸少寐或脉结代。舌淡暗脉细，为气虚血瘀之特征，中医有"瘀血不去，新血不生，且不归经"之论，故加香附、茜草、生蒲黄活血消瘀；加炒枣仁、炒远志以养血安神。二诊药后经血已净，故去茜草、生蒲黄；仍以健脾益气为主，以补其中气，脾气健运，血自归经。

例 4：刘某，女，42 岁。就诊日期：1992 年 5 月 22 日。

初诊：月经量多 3 月余，带经 5~10 天，期整，伴有头晕，乏力气短，精神不振，夜寐不安，大便正常。脉沉细，舌苔薄白，舌质淡，有齿痕。

［既往］子宫肌瘤。

［西医诊断］子宫肌瘤。

［中医诊断］癥瘕。

［辨证］气血不足，脾不统血。

［治法］健脾疏肝，补气摄血，软坚消癥。

［处方］黄芪 15g，党参 10g，白术 10g，升麻 6g，柴胡 4g，当归 10g，白芍 10g，陈皮 6g，香附 10g，炒枣仁 15g，炒远志 10g，茜草 10g，夏枯草 15g，甘草 6g。15 剂水煎服，每日 1 剂。

二诊： 6 月 22 日再诊。自述药后头晕明显好转，月经量减少，行经 3 天即停，睡眠已改善。大便不成形，舌淡胖，苔薄腻，脉沉细。上方加葛根 15g，厚朴 10g，黄柏 10g，黄连 5g。10 剂水煎服。

药后随诊，月经量未再增多，并能如期结束，子宫肌瘤无变化。

按：头晕，乏力气短，精神不振为气虚之症。脾虚摄血不利，故月经量多，且带经期长；由于情志不遂，肝气郁结，气机不畅，气滞血瘀，气聚血凝，积于胞中而成"癥瘕积聚"，即子宫肌瘤。薛立斋云："多兼七情亏损，五脏气血乖违而致，盖气主煦之，血主濡之，脾统血，肝藏血，故郁结伤脾，恣怒伤肝者，多患之。"因此，在治疗时史济招教授针对伤脾伤肝这两个环节，采用补中益气汤和逍遥散合方加减，其中黄芪、党参、白术、升麻、柴胡、葛根健脾补气摄血，配伍柴胡、当归、白芍、陈皮、厚朴、白术疏肝理气健脾，再配伍茜草、夏枯草活血化瘀软坚散结。

例 5： 陆某，女，26 岁。就诊日期：1995 年 5 月 25 日。

初诊： 人流术后腰痛、背痛 1 年余。胸闷气短，容易疲倦，乏力，动则汗出，心慌，睡眠差。月经周期正常，行经腹痛，经前两胁胀满，爱生气，月经量少，脉细沉，舌淡暗，有齿痕。

［西医诊断］人工流产术后。

［中医诊断］腰痛。

［辨证］气血不足，肝郁脾虚。

［治法］益气养血调经，疏肝和脾。

［处方］黄芪 15g，党参 10g，白术 10g，升麻 4g，柴胡 10g，当归 10g，

白芍 10g，陈皮 6g，黄芩 10g，续断 10g，桑寄生 15g，黄精 15g，茯苓 10g，黄连 6g，合欢皮 15g，7 剂水煎服，每日 1 剂。

二诊： 自述药后腰背痛明显好转，出汗亦改善，仍有睡眠差如前，证治同前，续用原方去黄精、茯苓，加桃仁、红花，再服 7 剂。

按：该例病人人工流产术后，出现腰背痛，乏力气短，动则汗出，此乃气血不足之表现。病人月经量少，两胁胀满，行经腹痛，是肝郁血虚之表现。故史教授采用补中益气汤与逍遥散合方，取补中益气汤之温中补虚，鼓舞气血之生长；逍遥散疏肝和脾，养血调经，配伍川断、寄生、黄精，温肾补血养血，故收到较好的效果。

例 6： 程某，女，51 岁。就诊日期：1997 年 6 月 24 日。

初诊： 月经不规律 1 年。以先期为主，带经期 1 周余，量时多时少。今行经第 8 天，血量不见减少。平素气短乏力，时有心慌，一度出现贫血；经常腰痛，活动后痛可减轻，但劳累后加重，并伴有少腹疼痛；心烦易怒，生气后背痛。反复尿急尿频，大便时溏，尿常规查可见红、白细胞。有慢性泌尿系感染史。

[查体] 肝脾未及，脉弦滑微细，舌淡暗，苔薄白腻。

[西医诊断] 功能性子宫出血，慢性泌尿系感染。

[中医诊断] 血证。

[辨证] 气血不调，气虚血瘀。

[治法] 益气活血，益气摄血。

[处方] 黄芪 15g，党参 10g，白术 10g，柴胡 10g，升麻 4g，丹参 15g，白芍 10g，陈皮 6g，炒枣仁 10g，炒远志 10g，甘草 6g，茜草 30g，三七（分冲）4.5g。

随访： 上方服 3 剂血止。未停药。于 7 月 11 日再次行经，带经 5 天净。腰痛减轻，腹痛消失，偶有气短乏力，精神状态良好。

按：病人以月经提前，带经期长为主诉，但平素多处疼痛（腰痛、腹痛、背痛）。根据中医"不通则痛，痛则有瘀"的道理，说明病人存在血瘀，瘀血导致血液溢于脉外，故而出血难止。追其他症如气短乏力，时有心慌，大便时溏，舌暗淡，说明血瘀原本为气虚所致，由于瘀血不祛，新血不生，导致精血亏虚，肝失血养，失于调达，故而心烦易怒，肝失疏泄，气机不调，又可加重血瘀，故而生气时背痛加重等。综上分析，病家气虚血瘀为本。补中益气汤补益脾气以助统血；因本病有血瘀之征，再选用既能活血又能止血的双重功能的茜草、三七二药相合，使血止不留瘀，化瘀不伤正。配于益气方中，共奏益气活血止血之效。

（二）男科疾病

男科疾病之阳痿、早泄、遗精等，多与肝脾失调或脾肾两虚有关，故从脾入手以补中益气汤治疗，可取得良好的效果。

🗂 病案举隅

例1：刘某，男，28岁。就诊日期：1999年6月3日。

初诊：腰痛腿软，双下肢无力1年余，性功能下降，早泄，勃起不坚，睡眠差，心烦意乱，手心不热，不怕冷，食欲尚好，大便正常。脉沉细，舌淡苔薄白。以往曾多方求治，效果不佳。审观前方，大多为温补肾阳、补肾填精之法。

［西医诊断］自主神经功能紊乱。

［辨证］肝肾不足，气血双亏。

［治法］补益气血，滋补肝肾。

［处方］黄芪15g，当归10g，党参10g，白术10g，升麻10g，柴胡10g，白芷10g，陈皮6g，香附10g，山栀子10g，丹皮10g，仙灵脾10g，枸杞子15g，炒枣仁10g，炒远志10g。6剂水煎服。

二诊：6月10日。述药后勃起功能明显好转，睡眠及性情较前改善，腰痛也减轻，舌淡脉沉细，仍守原法用上方去丹皮，山栀子，加阳起石10g、金银花10g。14剂水煎服。随访1个月，疗效巩固，心情愉悦。

按：本例病人以性欲下降、勃起不坚、早泄为主要症状，同时伴有腰痛腿软。一般认为该病由肾虚所致，故多从补肾入手，如温补肾阳或滋补肾阴。但病人曾依上法治疗效果不理想。史济招教授深入分析本例：本病的基本治疗手段应从补肾入手，但疗效不佳，应另辟蹊径，脾为后天之本，有补先天之责，肝经抵少腹绕阴器，若从肝脾二经进行调治可能会有较好效果，故以补中益气汤方与逍遥散合用，温补中气，补养后天生化之源，疏肝理气以调情志，舒畅肝经之气血。再加枸杞、淫羊藿滋补肝肾；炒枣仁、炒远志宁心助眠，以解烦躁情绪；丹皮、栀子也为除烦而用，但唯恐寒凉太过，于二诊时用性味甘凉、清热温和的金银花替之。

例2：何某，男，41岁。就诊日期：1997年8月21日。

初诊：早泄多年，出现具体时间已记不清。近1年来症状明显，难以维持夫妻和谐生活。曾间断服用补肾壮阳中药，疗效不理想。平素眠差多梦，萎靡不振，心情不悦，口干、口臭、口黏，食纳尚可，偶有腰酸，夜尿不多，大便基本正常，有时大便初干后稀。脉弦细，舌淡红苔薄白。

［西医诊断］早泄。

［中医诊断］早泄。

［辨证］肾气不固。

［治法］补肾健脾。

［处方］黄芪15g，党参10g，白术10g，柴胡6g，升麻4g，当归10g，陈皮6g，甘草6g，山茱萸10g，莲须10g，金樱子10g，覆盆子10g，炒枣仁10g，炒远志10g，白芍10g，黄连6g。6剂水煎服。

二诊：8月28日。上方服1周，眠差多梦，口干、口臭、口黏明显好转。上方继服6剂。

三诊：9月4日。早泄亦有好转，虽未痊愈，但病人感觉较以往所服中药效果都好，嘱其效不更方。半年后告知夫妻和睦。

按：肾府为腰，主生殖，脾主升提，功固涩，脾肾不足，故而早泄，大便初干后稀；病人以往用补肾壮阳中药，疗效不佳，说明另有蹊跷，可能缺少脾气固涩升提相助。补中益气汤既补中阳，主升提，又充先天协助补肾涩精；方中山茱萸、莲须、金樱子、覆盆子四药固肾涩精，以充因长期泄精而致的空虚之肾，为振奋元气奠定基础；白芍、炒枣仁、炒远志柔肝养血安心神，以制眠差多梦；另外气虚久之也可导致气郁，郁而化热，故而口干、口臭、口黏，加黄连一味既协助安神，又消心中虚火，缓解口干、口臭、口黏之症。依因立法投药，药到病除。

例 3：杜某，男，48 岁。就诊日期：1980 年 3 月 17 日。

初诊：遗精明显近 2 年。每 2~3 天遗精 1 次，严重时每夜 2~3 次。平素怕冷喜暖，受凉后病状加重。伴腰酸、背痛、耳鸣、耳聋、乏力气短，容易疲倦，气短懒言，腹胀便溏。脉沉细，舌淡暗。

［中医诊断］遗精。

［辨证］脾肾两亏，气血不足。

［治法］补益脾肾，益气养血。

［处方］黄芪 15g，党参 10g，白术 10g，升麻 10g，柴胡 4g，当归 10g，陈皮 6g，续断 10g，山茱萸 15g，连翘 10g，煅龙骨、煅牡蛎各 10g，菟丝子 15g，炙甘草 10g，茜草 30g，莲须 10g。

复诊：因家居外地，进京不便，服药近 40 剂，于 4 月 23 日复诊。腰背痛明显好转，遗精亦有减少，每 7~15 天 1 次，耳鸣减轻，仍有些疲倦，腰痛，舌淡暗苔薄白，脉弦滑。效不更方，仍以原方继续 14 剂，另加活血片增强活血化瘀作用。

按：遗精一般多由相火妄动或肾阳不足，精关不固，或湿热下注，扰动精室所致，治疗多采用交通心肾，滋阴降火，或温补肾阳，固精止遗及清利下焦湿热等法。而脾为后天之本，气血生化之源，后天养先天。脾虚肾气不固，同样可出现遗精之证。结合此病人临床症状如疲倦、懒言、乏力、腹胀便溏均属脾虚之证。因而史教授从脾入手，健脾助肾，采用补中益气汤治疗。本例以补中益气汤为基础方，配伍莲须、煅龙牡固精止遗，再配山茱萸、菟丝子、续断滋补肝肾，所以收到较好效果。

例 4：张某，男，57 岁。就诊日期：1998 年 3 月 4 日。

初诊：近 2~3 年经常小便淋漓不尽，排尿不畅，夜尿多，有时尿频，尿急。反复感冒，乏力气短，大便不成形。舌苔腻，脉沉，质暗。B 超：前列腺肥大。

［西医诊断］前列腺肥大。

［中医诊断］癃闭。

［辨证］脾虚血瘀，下焦湿热。

［治法］健脾活血，清利下焦湿热。

[处方] 黄芪 15g，党参 10g，苍术、白术各 10g，升麻 4g，柴胡 10g，陈皮 10g，丹参 10g，赤芍 10g，瞿麦 10g，萹蓄 10g，夏枯草 15g。14 剂水煎服，每日 1 剂。

二诊：药后再诊。自述尿流较前通畅，仍出汗，乏力，大便不成形，舌脉同上，仍守原法，加防风 10g，香附 10g，车前子 15g，桃仁 10g。14 剂水煎服，每日 1 剂。再诊术其药后出汗好转，仍有尿频，舌淡有齿痕，质暗，脉沉细，仍守原法加覆盆子继服，后随诊诸症明显好转。

按：本例由于前列腺增生，造成下尿道梗阻，而以排尿困难为主要临床表现。病势缓者尿流无力，夜尿增多；病势急者，小便闭塞，点滴不通。属中医"癃闭""癥瘕积聚"。故而史济招教授应用益气活血散结之法，取补中益气汤，益气帅血，同时补中升清，浊气下降，助小便畅通。再配桃仁、赤芍、丹参、夏枯草等药，活血化瘀，软坚散结。方中瞿麦、萹蓄本意为防尿液潴留，郁而化热，加防风寓玉屏风散之意，针对病人易于感冒而用。

六、皮肤病

（一）湿疹

湿疹是由多种内外因素引起的一种皮肤迟发型变态反应性疾病。主要表现为皮损形态多样，病变部位瘙痒、渗出、糜烂。中医称为浸淫疮，本病为风、湿、热三邪作祟。急性发作期的治疗多取清忌补。然史济招教授则认为湿热之证，本源于脾虚水湿运化失常颇多，大可放手用扶正补虚。史济招教授以补中益气汤为主方治疗湿疹多取良效。

病案举隅

例 1：董某，女，23 岁。就诊日期：1997 年 5 月 23 日。

初诊：手部湿疹反复发作 2 年余。就诊时皮肤渗出，痒甚，皮肤周边有粟粒样丘疹。曾术治于多家医院，疗效甚微。平素乏力，纳好眠可，白带清稀，偏多，偶有月经后期，大便正常。脉沉细，舌偏淡，有齿痕，苔微黄。

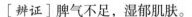

［辨证］脾气不足，湿郁肌肤。

［治法］健脾益气，祛风燥湿。

［处方］补中益气汤加减。

黄芪 15g，党参 10g，白术 10g，升麻 4g，柴胡 10g，当归 10g，白芍 10g，陈皮 6g，地肤子 30g，白鲜皮 15g，炙甘草 6g，黄连 6g。14 剂水煎服，日 1 剂。

二诊：服后复诊见湿疹大部分消失。继用原方并加茜草 30g，再服 2 周。

三诊：病情稳定。效不更方，再进 1 个月。随诊湿疹未发。

按：本例病史较长，病情缠绵，审前治方，大多以清利湿热为主。病人乏力、白带清稀，脉沉细，舌偏淡、有齿痕此为脾虚之证。之前就医多用清热利湿之方，久服伤及脾胃，故应投予健脾运湿法更恰。寻因治本取补中益气汤健脾益气，正气充足，御邪和蠲邪能力自然会随之增强，配用地肤子、白鲜皮祛风清热利湿止痒，标本皆顾。二诊加茜草以活血生肌，促进皮肤组织修复。疗效满意。

例 2：李某，女，27 岁。就诊日期：1997 年 6 月 11 日。

初诊：左手第 4 指，掌面大片干燥、红斑细屑、丘疹、水疱伴瘙痒 1 年余。曾在我院皮科就诊为湿疹。先后应用湿疹膏、复方康纳乐霜等药，症状仍不缓解。遂于 1997 年 2 月 28 日来我科就诊。接诊医生曾应用清热解毒，祛风除湿法，药用苍术、黄柏、薏苡仁、牛膝、白鲜皮、地肤子、苦参、甘草、白芍、土茯苓等。症状无变化而再诊，见局部皮肤干燥仍有丘疱疹，瘙痒明显。遂改为滋阴凉血，清热利湿之剂，药用丹皮、紫草、生地、赤芍、沙参、玄参、当归、野菊花、地肤子、白鲜皮、苦参等，再进 7 剂。药后疗效不著，左手仍有红斑，皮损粗糙，边缘仍有小红丘疱疹，并有少量渗出，仍感瘙痒，于 1997 年 6 月 11 日来史济招教授门诊。追问病史，患湿疹近 2 年，反复发作，并经常乏力、头痛，时隐时作，劳后加重，大便不成形，月经量多，小腹隐痛。脉细弦，舌淡苔白。

［辨证］气血双亏，风湿郁表。

［治法］气血双补，祛风除湿。

［处方］黄芪 15g，党参 10g，白术 10g，升麻 4g，柴胡 10g，当归 10g，

白芍 10g，陈皮 6g，地肤子 15g，白鲜皮 15g，黄连 6g，甘草 6g，生薏苡仁 30。7 剂水煎服。

二诊： 药后再诊，湿疹部分消失，左掌心外侧皮肤粗糙，有极少量小水疱，效不更方，续以原方加茜草 30g 以活血生肌，再进 6 剂。病人服用 2 周，随诊述其病症痊愈。

按：病人丘疹、水疱伴瘙痒实为湿热之象。但予清热解毒利湿和清热凉血利湿药却未能取效。病人乏力，月经量多，大便不成形，舌淡苔白，提示本质为脾虚水湿运化不利，水湿不化，郁于肌表，故而湿疹久而不愈；脾虚失于统血，故而月经量多，取补中益气汤以健脾统血。又配地肤子、白鲜皮、黄连、生薏苡仁等，清热燥湿止痒，以助脾运。如此标本顾全，故而收效。为巩固疗效加茜草活血化瘀，促进组织修复。

例 3： 谢某，女，42 岁。就诊日期：1997 年 8 月 21 日。

初诊： 周身瘙痒伴发疱疹 1 周有余，皮肤科诊为湿疹。口干渴，喜凉饮，晨起手胀，手心易汗，关节痛，时乏力，累时肝区痛，月经正常，大便正常。有药物过敏史，具体药物不详。

［查体］周身皮肤红色丘疹，伴有抓痕，个别部位有血性结痂，心肺正常，肝脾未及，下肢不肿。舌偏红，苔微腻黄。

［辨证］气虚挟湿，风湿郁表。

［治法］健脾运湿，祛风止痒。

［处方］黄芪 15g，党参 10g，苍术、白术各 10g，升麻 4g，柴胡 10g，当归 10g，陈皮 6g，甘草 6g，地肤子 15g，白鲜皮 15g，防己 10g，防风 10g，茯苓 15g。10 剂水煎服。

随访述其上药服用 10 剂后皮疹消失。

按：湿热之邪作祟，郁于肌肤，故而周身瘙痒伴发疱疹；湿困中焦之脾，故而运化失力，出现关节痛，晨起手胀，有时乏力；舌偏红，苔黄微腻也为气虚挟湿，风湿郁表的表现；气血不畅，肢末肿胀，关节疼痛。

方中用补中益气汤健脾益气，运化水湿；地肤子、白鲜皮、茯苓、防风、防己清热利湿止痒。湿疹与皮肤异常免疫反应有关，而补中益气汤具有调节免疫功能的作用，因此补中益气汤在治疗中起了重要的作用；地肤子、白鲜皮具有祛风清热利湿的作用。中医经典《本草原始》云地肤子能"去皮肤中积热，除皮肤外湿痒"。《药性本草》记载了白鲜皮能"治一切热毒风恶风，风疮疥癣赤烂……"现代药理研究认还认为地肤子、白鲜皮两药对多种皮肤真菌均有抑制用，因此选加二药十分必要。

（二）慢性荨麻疹

例1：申某，女，36 岁。就诊日期：2001 年 11 月 3 日。

初诊：全身皮肤风团样变 45 天。皮科诊为荨麻疹。45 天前病人突感全身强烈瘙痒。同时发现双上肢特别是背侧出现大片密集的偏平疙瘩。因瘙痒难忍遂至广州中山大学附属医院就诊，诊为荨麻疹，给予口服激素（病人自述与泼尼松性质相似）。服药后荨麻疹立即消失。在治疗的 20 天里，她发现自己的脸变宽了，体型也发生了变化，食欲亢进，食量剧增，大便正常。病人试图停药，但是只要一停药症状就再次出现。因不愿服用"激素"寄希望于中医治疗。

［既往］否认有急性肝炎病史。2 年内（1999~2000）曾经做过 2 次甲状腺囊肿切除手术。数月前做 B 超检查提示：子宫上方有一个 3.7cm × 2.8cm 大小的囊性肿物。

［查体］发育及营养良好。满月脸，焦急状，不时地抓痒。甲状腺未触及肿块。皮肤无黄染，上肢有大量的荨麻疹密集分布在背侧，胸前有散在的荨麻疹，而大腿内侧仅有几个，在荨麻疹之间还可以看见少量的散在的环形红斑。浅表淋巴结未触及。心肺正常。肝脾不大。脉弦滑，舌色暗，苔薄黄腻。

［辅助检查］中山大学附属医院 10 月 23 日的报告：转氨酶、转肽酶在正常范围，血、尿常规正常，总胆汁酸 20μmol/L（正常值 < 10μmol/L），总蛋白 65g/L，A/G 比值正常，总胆红素及直接胆红素均轻度升高，IgE 17580 IU/L（正常值 < 120 IU/L），HBsAg（+），HBeAb（+），HBcAb IgM（+）。

［西医诊断］顽固性荨麻疹，环形红斑，慢性迁延性肝炎。

［中医诊断］瘾疹。

［辨证］风湿郁表。

[治法] 健脾祛湿，养血祛风。

[处方] 补中益气汤加减。

黄芪 15g，党参 10g，升麻 4g，柴胡 4g，当归 10g，白芍 10g，生地 10g，陈皮 10g，地肤子 15g，白鲜皮 10g，鸡血藤 30g，王不留行 10g。水煎服，日 1 剂。

嘱服药同时逐渐减撤激素。服上方汤剂 2 周后症状和体征逐渐消失，并且在服药 1 周后将激素完全撤去。嘱病人继续服上方一个比较长的时期。因为病人患有慢性肝炎，同时也嘱其经常去检查肝功能，至少 1~3 个月进行一次。至今病人已连续观察 4 个月，荨麻疹未再复发，一般情况好。目前已经开始服补中益气丸成药，每次 6g，日服 2 次。

按：病人 2 年内曾经做过 2 次手术，正气已虚，气虚则水湿不化，湿郁化热，蕴于肌肤，发为瘾疹。《丹溪心法》所云："瘾疹多属脾。"史济招教授投以补中益气汤加白鲜皮、地肤子，意在健脾除湿清热；加白芍味酸合甘草酸甘化阴，并合生地滋阴养血以润肌肤；鸡血藤、王不留行活血化瘀，促进皮肤修复。组方合理，面面俱到，故收良效。

例 2：周某，女，7 岁。就诊日期：1974 年 5 月 6 日。

初诊：顽固性荨麻疹 1 月余。1974 年 3 月 20 日病人开始每天下午 1 时许出现全身荨麻疹。曾经应用泼尼松及抗生素治疗，与此同时服中草药（第一方包括白芍、蝉蜕、防风、苍耳子、川芎、桔梗、丹皮、甘草。第二方为荆芥、蝉蜕、赤芍、地肤子、白鲜皮、生地、乌梢蛇、连翘、甘草），但是均未见效。4 月 20 日中午病人突然出现一片片的荨麻疹，并且累及面部；同时伴有发热、胸部不适、心悸（心率 120 次 /min）。急诊查白细胞 21×10^9/L，诊断为"败血症"，立即住入医院并且给予红霉素、泼尼松等药物治疗，症状及体征控制以后出院。出院时尿常规仍有少量红、白细胞及蛋白，2 天后症状及体征有所反复，再给予红霉素及泼尼松未能见效。5 月 6 日转到我院，荨麻疹继续不断发作已 1 个月余，全身无力，头晕，食欲不佳，体重逐渐下降，大便溏。

[查体] 面色萎黄，营养差。巩膜未见黄染。浅表淋巴未及。甲状腺不大，颈对称。心肺正常。肝在肋下 2cm，脾恰及质中等硬，腹部可见荨麻

疹。脉细，舌淡色浅暗，苔薄白。

　　[辅助检查] ALT 240U/L，TTT、TFT（－）。

　　[诊断] 顽固性荨麻疹，慢迁肝急性发作。

　　[辨证] 脾胃虚弱，风湿蕴表。

　　[治法] 健脾祛风散湿。

　　[处方] 补中益气汤方加减。

　　黄芪 15g，党参 6g，白术 6g，升麻 4g，柴胡 4g，当归 6g，白芍 6g，陈皮 4g，蝉蜕 3g，防风 3g，生姜 3 片，大枣 5 个，甘草 3g。煎分服，每日 1 剂。

　　二诊： 服上方汤剂 60 天，未出现荨麻疹。全身情况显著改善，食欲佳，体重增加，大便成形，肝脾未及，转氨酶正常（治疗 1 个月后），尿常规无异常发现，追踪 18 年肝炎未复发，亦未再见荨麻疹。

（三）过敏性紫癜

　　过敏性紫癜又称 Henoch-Schonlein 紫癜，是一种侵犯皮肤和其他器官细小动脉和毛细血管的过敏性血管炎，常伴腹痛、关节痛和肾损害，但血小板不减少。有学者认为过敏性紫癜与变应性皮肤血管炎属于同一个谱系疾病，与免疫系统有一定关系。中医认为紫癜的发生是外感六淫之邪，内伤五脏之气，以致热扰于内，蕴毒于中，蒸发肌肤而发病。或因久热伤络及劳倦过度，伤及脾胃，脾失统摄之权，以致血不循经，溢于脉络之中和肌肤之间。亦有病人属血热妄行所致；除此之外还存在着瘀证的征象，即离经之血，成为血瘀。而中医学之脾的功能范围甚广，其中与现代医学的免疫系统有类似之处。故而史济招教授常以补中益气汤治之。

図 病案举隅

　　例：张某，男，16 岁。就诊日期 1999 年 5 月 4 日。

　　初诊： 1 个月前因考试成绩不理想，精神抑郁，咽部不适，继之四肢远端成批出现针尖大小之出血点，按之不退，时轻时重。曾在外院诊治考虑过敏性紫癜，遂入院给予维生素 C，赛庚啶等药物治疗，皮疹有消退，但仍反复。无腹痛，关节痛及腰痛，多次尿常规均阴性，血常规正常。常觉乏力眠差，食欲基本正常，大便稀。曾常觉咽痛。

[查体]一般好，咽充血，扁桃体Ⅰ度肿大，腹软，肝脾未及，双手腕以下，足踝部以下散在针尖大小充血性皮疹，压之不褪色，舌淡，脉沉细。

[西医诊断]过敏性紫癜（单纯型）。

[中医诊断]肌衄。

[辨证]脾气不足，摄血无权。

[治法]健脾益气摄血。

[处方]黄芪15g，党参，白术10g，升麻4g，柴胡4g，当归10g，陈皮6g，炒枣仁15g，三七粉（分冲）5g，炙甘草6g，黄连6g，茜草30g。7剂水煎服，每日1剂。

二诊： 5月25日再诊，上方服用2周。近期停药。咽部不适好转，皮疹基本消退，偶有出现1~2处。饮食二便正常，睡眠好。大便正常偏干。舌苔薄白，脉沉细。继服原方去炒枣仁、黄连。加金银花10g，连翘10g。再服14剂，药后皮疹未再出现，随访3个月余无复发。

按：本例病人因考试成绩不理想，而致心情抑郁，扰郁伤脾而致脾气不足，脾是气血化生之源，脾气不足故而出现乏力，容易疲倦，大便稀。脾虚统摄无权，血不归经，外溢皮肤而成紫癜。故史教授采用补中益气汤加减补脾益气，使脾气充足，统摄有权，因此症状好转。二诊咽部不适好转，皮疹有消退但不彻底。仍守原法去黄连加金银花10g，连翘10g，以清热解毒，清利咽喉。并配伍三七、茜草，以凉血止血，收到较好的效果。

（四）结节性痒疹

结节性痒疹又称结节性苔藓、固定型荨麻疹，属神经功能性皮肤病范围，是一种慢性炎症性皮肤病，其病因不清，以剧痒和结节性损害为特征。中医无结节性痒疹这一病名。大多认为结节性痒疹是由于风邪引起的。《诸病源候论》曰："风瘙痒者，是体虚受风，风入腠理，与血气相搏，而俱往来，在于皮肤之间。"由此可见，瘙痒症多为素体虚弱，风邪或风邪兼他邪侵入机体，久之可转生瘀、毒等邪，蕴于肌肤而发病。治疗当以祛风解毒法为主。史济招教授认为本病的使动原因为体虚，故应从病本入手，发挥中医辨证论治之优势，结合病人的临床症状及病程灵活施用治法治则及选药。

■ 病案举隅

例1： 姜某，女，78岁。就诊日期：1999年9月30日。

初诊： 四肢散在丘疹伴瘙痒2年余，皮肤密集小结节，质地偏硬，瘙痒严重时影响睡眠。平时常觉乏力，气短，行动迟缓，多走路时下肢无力明显，纳食不香，腹胀餐后明显，胃脘不适，嗳气，泛酸，大便秘结，每4~5日1行，舌淡、苔白，脉沉细。

［检查］一般情况较好，轮椅车推入病室，面色萎黄，消瘦，睑结膜苍白，双小臂、双小退伸侧可见散在暗红色血疹，部分皮肤有苔藓化。

［西医诊断］结节性痒疹。

［辨证］脾胃不和，气虚血瘀。

［治疗原则］健脾和胃，益气活血，散风除湿。

［处方］黄芪15g，党参10g，白术10g，升麻4g，柴胡10g，当归10g，陈皮10g，白鲜皮10g，茜草30g，地肤子10g，炙甘草10g，夏枯草15g。

二诊： 10月15日再诊。药后瘙痒有好转，睡眠好，仍乏力，腰痛，舌脉同上，仍以原法，上方加炒枣仁15g，炒蒲黄10g，远志10g，枸杞子15g。

三诊： 10月21日再诊。药后自觉乏力明显改善，双上肢皮疹处有些瘙痒。舌脉证治同上，仍守原法，去枸杞子，加地肤子20g，另取活血片，每次5片，每日3次。

四诊： 再诊以上方出入加减，服药4个月余，病人精神状态好，精力较前明显好转，结节性痒疹消失，遗有色素沉着。

按：该例病人病程较长，伴有消瘦，睑结膜苍白，胃脘不适，泛酸，呃逆，食纳不香，腹胀餐后明显，大便秘结，四肢乏力均为脾虚之表现，故史济招教授选用补中益气汤加味治疗。以补中益气汤补脾益气，增强机体的抵抗力，配伍茜草、白鲜皮、地肤子，凉血散风除湿。三诊时又加入活血片以活血化瘀，改善微循环，以促组织修复。坚持服药3个月余，病人体力明显改善，可以自行行走，结节性湿疹，全部消失。

（五）虫咬性皮炎

虫咬性皮炎是因昆虫叮咬人类皮肤而引起的炎性皮肤病。昆虫在叮刺人体时，将其唾液中含有多种抗凝血的化学物质注入人体，使得在叮咬部位的皮肤出现瘀点瘀斑；同时，昆虫的唾液中含有唾液过敏源、天然抗原蛋白、腺苷脱氨酶等变态反应相关蛋白，这些物质使得人体被叮咬后出现局部或全身的变态反应。其特点是：皮肤呈丘疹样风团，上有针头大的瘀点、丘疹或水疱，呈散在性分布。史济招教授认为，昆虫唾液也是一种致病的邪气。根据"正气虚，邪不可干"的中医理论，扶补正气是治疗该病的主要法则之一。

📋 病案举隅

例：杨某，女，46 岁。就诊日期：1997 年 9 月 23 日。

初诊：2 周前双前臂被黄蚂蚁咬伤瘙痒起小水泡，自己用大蒜涂擦后起大水泡，疼痛、瘙痒。平时乏力气短，睡眠差多梦，大便先干后稀。脉沉细，舌淡。

［查体］双臂内侧有大红斑，上簇集水疮，右臂大红斑处趋于消退（涂蒜处）。

［西医诊断］虫咬性皮炎。

［辨证］心脾两虚，毒邪郁表。

［治法］补益心脾，清热除湿解毒。

［处方］补中益气汤加味。

黄芪 15g，党参 10g，白术 10g，升麻 4g，柴胡 10g，当归 10g，白芍 10g，黄连 6g，陈皮 6g，炒柏子仁 10g，炒枣仁 10g，香附 3g，地肤子 15g，白鲜皮 15g。6 剂水煎服。

二诊：9 月 30 日。药后明显好转。皮疹大部分已消退，右手背仍有块斑疹，瘙痒，守方 14 剂而愈。

按：该例病人，虫咬后出现水疱红斑，西医认为虫咬性皮炎，经用大蒜涂擦后红斑增大，水疱增多是与过敏反应有关。病人乏力气短，大便先干后稀，睡眠差，多梦，舌淡，脉沉细，是心脾两虚的表现，故首予补中益气汤加减治疗，补中益气汤补脾益气，柏子仁、酸枣仁镇静安神，香附活血化瘀，配伍地肤子、白鲜皮、黄连清热解毒利湿，药到病除。

（六）玫瑰糠疹

玫瑰糠疹是常见的炎症性皮肤病，好发于躯干和四肢近端，大小不等，数目不定的玫瑰色斑片，其上有糠状鳞屑，本病有自限性，一般持续 6~8 周而自愈。但也有经久不愈的情况。中医称之为"风热疮""风癣"。大多认为本病由风热闭塞腠理，或过食辛辣，或肝郁化火，导致血分蕴热，热伤阴液而化燥生风，复感风热外邪，内外合邪而致病。史济招教授则认为，病程的长短可以决定其病在表还是在里。病程长者可以认为久病伤正，其病因在里，表征在外。

📝 病案举隅

例：桂某，男，22 岁。就诊日期：1997 年 9 月 13 日。

初诊：项部、前胸、肩背部、四肢近心端起浅红色圆形斑疹 1 个月余，伴轻度瘙痒，乏力，气短，大便不成形。舌苔白质淡，脉沉细。

［查体］颈部、后背部、双上肢、近心端可见多个圆形、椭圆形玫瑰色皮疹，皮疹边缘高出皮肤，上有糠皮状鳞屑，其长轴与皮肤纹理相平行。

［西医诊断］玫瑰糠疹。

［中医诊断］风癣。

［辨证］气虚血瘀，湿热蕴肤。

［治法］益气活血，清利湿热。

［处方］黄芪 15g，党参 10g，白术 10g，升麻 4g，柴胡 4g，当归 10g，陈皮 6g，桃仁 10g，红花 10g，地肤子 15g，金银花 10g，连翘 10g，炙甘草 6g。7 剂水煎服。

二诊：9 月 20 日再诊，药后大部分皮疹消失，已不痒，诊其舌脉同上，仍守原方续服 14 剂。嗣后电话随诊，自述其皮疹已全部消退，未再复发。

按：本例病人年轻不应出现乏力、气短等虚证，因其病程偏长，伤及正气。另考虑本病与免疫系统有关，补中益气汤有增强机体免疫功能及抗过敏作用故投之。又见皮损发红，痒甚，提示有湿热之证，故加地肤子、金银花、连翘清热利湿止痒；再加桃仁、红花活血化瘀，加强组织修复。故收到较好效果。

（七）带状疱疹

带状疱疹是由水痘－带状疱疹病毒引起的急性感染性皮肤病。由于病毒具有亲神经性，感染后沿神经纤维移至皮肤，使受侵犯的神经和皮肤产生强烈的炎症。皮疹一般有单侧性和按神经节段分布的特点，由集簇性的疱疹组成，并伴有疼痛。大多认为本病为湿热之邪导致肝胆湿热，湿毒蕴于肌肤所致。史济招教授认为，外因作祟，必有内情相助，如情志不遂，肝郁化火，或饮食不节，损伤脾胃，脾失健运，湿浊内停，郁久化热而致病。故在处方用药时，注意扶补正气，尤其是对于年长病人。

📋 病案举隅

例：邓某，男，77 岁。就诊日期：1999 年 9 月 2 日。

初诊：头部左侧和左外耳丘皮疹累累如珠，簇集出现 10 天，疼痛明显，近 3 天左侧胸部及肩部皮肤灼痛，左侧胸部可见隐隐红斑，肩部皮肤无异常发现。口干不喜饮，食欲不振，易疲倦，失眠多梦，大便偏干。脉沉滑，舌暗，苔薄，边有齿痕。

［西医诊断］带状疱疹。

［中医诊断］缠蛇疮。

［辨证］湿热蕴肤，气虚血瘀。

［治法］清热解毒，益气活血。

［处方］黄芪 15g，党参 10g，升麻 4g，白术 10g，柴胡 10g，防风 10g，荆芥 10g，黄连 6g，黄芩 10g，栀子 10g，桔梗 6g，龙胆草 15g，桃仁 10g，红花 10g，甘草 6g。

上方服用 2 周，皮损结痂，胸、肩部皮肤痛减轻，但不彻底。继用上方去龙胆草、黄连，以防久服伤胃。

按：病人皮损部位为胆经所过，肝与胆相表里，故本证属肝胆湿热；湿热阻滞经络，故而疼痛；热灼津液，故而口干、便干，但伴有湿邪，故而口干不喜饮；肝胆湿热横犯脾胃，故而食欲不振；热扰心神，故而失眠多梦；病家年迈，气虚血瘀，表现为容易疲倦，舌暗边有齿痕亦是气虚血瘀的标志。血瘀阻滞气机，不通则痛，故又加重湿热阻滞所致的疼痛。由此可见本证为虚实夹杂。处方以黄连、黄芩、栀子、龙胆草清热解毒；补中益气汤加桃仁、红花益气活血；防风、荆芥帅药走表，直达病所。

七、风湿免疫系统疾病

（一）干燥综合征

干燥综合征（SS）是一个主要累及外分泌腺体的慢性炎症性自身免疫病。临床以口干、眼干为症状特点。故此大多医者认为该证属阴虚证，治疗多以滋阴。但史济招教授通过临床病例观察，此病因气虚而致病者并非少数。正如李东垣曰："气少作燥，甚则口中无涎。泪亦津液，赖气之升提敷布，使能达其所，溢其窍。今气虚不供奉，则泪液少也，口眼干燥之症作矣。"史济招教授还认为即使临床表现为阴虚者，在治方中加用益气的药物也可提高疗效。因补阴易腻，必应补气助动，提高疗效。史济招教授以补中益气汤为基础方，根据临床症状，在气者加用太子参、桔梗、葛根、五味子、乌梅等；在阴者加沙参、麦冬、旱莲草、女贞子、乌梅等；有热象加黄芩、黄连、连翘、金银花等。病程长者则适当加用活血化瘀药。

病案举隅

例：欧某，男，80岁。就诊日期：1998年8月23日。

初诊：确诊干燥综合征多年。口干，固体食物吞咽困难，需水或稀米汤帮助。舌面经常出血，伴有鼻干眼干，饥饿时症状加重，进食更困难，不思饮水，头晕，乏力，四肢发凉，腹部胀，小便黄，大便干燥。脉细弦，舌胖质暗淡，舌尖少苔，舌中部及根部微腻。

［既往］曾患胆囊结石、丙型肝炎。

［西医诊断］干燥综合征，丙型肝炎，胆石症。

［中医诊断］燥证。

［辨证］气虚血瘀。

[治法] 益气活血。

[处方] 黄芪 15g，党参 10g，白术 10g，升麻 4g，白芍 10g，柴胡 6g，当归 10g，陈皮 6g，桃仁 10g，红花 10g，芦荟 10g，甘草 6g。7 剂水煎服。

二诊：8 月 30 日。服用 1 周后，头晕、乏力四肢发凉等症状稍有改善。仍口干、鼻干、眼干，固体食物吞咽障碍。加麦冬 10g，沙参 10g，五味子 10g。继服 14 剂。

再次复诊述口干、鼻干、眼干已有好转趋势，嘱继用原方巩固疗效。

按：病人年迈，病程长，有乏力，腹胀，舌胖暗淡，苔微腻，脉细弦均为气虚表现。气虚为病，一则津液失于上承之力，二则阴液不得气化而凝滞，故而口干、眼干、鼻干，大便秘结；饥饿时水谷精微用竭，故而症状加重；气虚阳气不达，故而四肢发凉；由于水液失于气化而滞于体中，故而虽有口渴，但并不思饮；舌根腻，舌淡暗也是气虚血瘀之表现；气虚不能摄血，故而舌面出血。由此可见本例病机以气虚为本，导致阴液不能滋荣机体，同时又导致血瘀，属气虚血瘀津亏证。方选补中益气汤加减治之。方中有升麻帅药上行，柴胡以助清阳上升以降阴火，避免火灼上焦；白芍配甘草以化阴，养润上焦，以消口眼干燥。芦荟清热通便，协阴火下潜，并解溲黄便秘；桃仁、红花活血化瘀。上方服用 1 周，自觉症状消失大半。为巩固疗效，继服原方。考虑药后机体气化水液力量已强，故加沙参、麦冬、五味子以补充化生阴液之基本物质。本病在目前尚无根治的特殊方法，故把着眼点放在提高生活质量上，希望通过治疗能使病人不为干燥所苦，或对干燥之苦能够耐受。

（二）白塞病

白塞病又称贝赫切特综合征，是一种全身性免疫系统疾病。它可表现在眼部、口腔和外阴部病变，并发展侵犯皮肤、关节、心血管等处。本病属于中医之"狐惑病""阴蚀"等病范畴。自汉代《金匮要略·百合狐惑阴阳毒篇》论及本病以来，多以湿热立论，所设处方多以清热解毒、苦寒攻下为主。而史济招教授认为该病易复发、缠绵，必是内因有责。既是湿证，必与脾脏相关。脾气虚弱，水湿不运，郁而化热，湿热上犯于口腔，下及于阴器，还可郁于肌肤引起皮肤损害。脾虚是本，湿热为标。故以补中益气汤调补脾胃，升阳益气。

📝 病案举隅

例1：方某，男，29岁。就诊日期：1997年5月15日。

初诊：近半年余无明显诱因扁桃腺反复发炎，伴高热。每次发病经抗菌消炎及对症处理症状改善。近2周，口腔黏膜、会阴部有溃疡，皮肤针刺处起脓疱，伴乏力、消瘦，视力好。受口腔溃疡疼痛影响，食欲欠佳，睡眠尚可，大便软。

［既往］11年前发现乙肝大三阳。

［辅助检查］HBsAg（＋）、Anti-HBe（＋）、Anti-HBc（＋）。

［查体］一般好，较消瘦，皮肤巩膜无黄染，口腔舌下可见0.5cm×0.5cm之溃疡，心肺（－），腹软，肝脾未及，双下肢无水肿，未见肝掌及蜘蛛痣，阴茎冠状沟两侧各有0.5cm×0.5cm大小之溃疡，阴囊右侧有1.0cm×1.0cm大小之溃疡，局部充血，水肿。脉沉，舌质淡、苔白腻。

［西医诊断］白塞病，慢性肝炎。

［中医诊断］狐惑病。

［辨证］脾气不足，湿热下注。

［治法］补脾益气，清利湿热。

［处方］黄芪15g，党参10g，苍术、白术各10g，升麻4g，柴胡10g，当归10g，白芍10g，陈皮6g，炒枳壳10g，厚朴10g，半夏3g，黄连6g，葛根15g，黄芩10g，甘草6g。6剂水煎服，每日1剂。

药后再诊，口腔溃疡及阴茎冠状沟溃疡基本消失，阴囊处溃疡已经结痂，乏力亦好转，遂以原方再进6剂，以善其后。

按：本例以补中益气汤配以平胃散燥湿运脾，行气和胃，及佐黄芩、黄连清热利湿，防止补中益气升阳太过之弊。组方严谨，实为标本同治之法，药后效果显著。现代医学认为白塞病的病因与病毒、免疫机制紊乱有关。人参、黄芪具有增强白细胞及肝脏网状内皮系统的吞噬能力，增加机体的免疫力，黄芪还能促进机体产生干扰素；甘草抗氧化、抑制异常抗体的产生；黄芩、黄连、白术、葛根具有降低血液黏稠度的作用，这些均有利于疾病的恢复。

例2: 张某,女,未婚,24 岁。就诊日期:1989 年 2 月 20 日。

初诊: 口腔及生殖器溃疡反复发作已 6 个多月。1988 年 8 月 15 日病人发现口腔及生殖器有溃疡,在外院门诊诊断为白塞病,给予泼尼松治疗。治疗初期效果好,溃疡很快消失。但是停药以后所有症状及体征再次出现。自从患此病以后一直感到极度无力,轻度的体力活动就会出现大汗淋漓,并且伴有心悸、气短、夜寐不实多梦,夜尿频,1 夜 3~5 次;食欲不振,便溏,月经周期不规律,量少无血块,无痛经。

[既往] 20 岁时曾经患过肺结核,经过治疗以后痊愈。最近在北京某医院进行健康检查时未发现异常。

[查体] 体形瘦弱,面色苍白。体温 36.5℃。双肺呼吸音清,无呼吸困难。口腔左颊黏膜见 0.3cm×0.5cm 的溃疡。心脏正常,腹平软,无压痛,肝脾不大。小腿未见浮肿。妇科检查:可见右大阴唇有一个溃疡,面积约 0.3cm×0.4cm。脉沉细,舌质淡,苔薄白。

[西医诊断] 白塞病。

[中医诊断] 狐惑。

[辨证] 气血双虚。

[治法] 补益气血。

[处方] 补中益气汤加减。

黄芪 15g,党参 10g,白术 10g,升麻 4g,丹参 15g,柴胡 6g,白芍 10g,枸杞子 10g,菟丝子 10g,炒枣仁 15g,炒远志 10g,炙甘草 6g,黄连 6g。6 剂,水煎分服,每日 1 剂。

[随诊] 服上方汤剂 1 周以后口腔溃疡消失,阴唇部溃疡也明显好转,一般情况明显好转,嘱病人继续服用上方 1 个月。

1 年后病人来我院门诊告知,共服上方 60 天,至今未见复发。

八、神经系统疾病

(一)短暂性脑缺血

其主要症状是反复出现头晕、头昏、头痛症状,常伴有心烦、耳鸣、烦躁易怒、失眠多梦、记忆力减退、注意力不集中、健忘等症状。本病大多属于气虚帅血无力，瘀血阻滞，导致上述症状。

病案举隅

例 1： 马某，女，87 岁。就诊日期：1998 年 9 月 29 日。

初诊： 阵发性头晕 2 年余，头目不爽，伴乏力气短，阵发性心慌，口干尿少，不自汗，时畏寒，大便秘结，每 2~3 天一次球便，舌苔偏暗，薄白苔，脉细稍滑。

［辅助检查］超声检查：右侧颈总动脉斑块形成并狭窄（轻度），左颈总动脉内膜增厚，左颈内动脉斑块形成并狭窄（轻度）。

［西医诊断］前循环缺血。

［中医诊断］头晕。

［辨证］气阴两虚。

［治法］益气养阴。

［处方］黄芪 15g，太子参 10g，白术 10g，升麻 4g，柴胡 10g，丹参 10g，麦冬 10g，红花 10g，生地 30g，薤白 6g，五味子 10g，葛根 30g，桃仁 10g，吴茱萸 10g。

服药后自觉有气力，头晕、心慌均减轻，停药后症状又复发，再诊守方 12 剂。

按：本病例病人年事已高，动脉粥样硬化，致血管狭窄而致前循环缺血，故出现头晕，但临床表现是乏力气短，脾气不足，升清作用不及，降浊功能异常则便秘。口干舌红，为阴虚之象。故史教授以补中益气汤益气升阳以治头晕。葛根一则升举阳气，生津止渴，又可扩张脑血管改善微循环。配以桃仁、红花、丹参活血化瘀。麦冬、五味子滋阴润燥以治口干。生地一药滋阴补血，以解大便秘结，防止因便秘引发血管意外。

例 2： 佟某，女，76 岁。就诊日期：1999 年 5 月 13 日。

初诊： 阵发性头晕 1 月余，伴右上肢麻木，经常感冒，纳差，易疲倦，不耐劳累，劳累后头晕加重，常心悸，失眠，大便正常，脉沉细，舌淡暗。BP 120/80mmHg。神经内科诊断为后循环缺血。

［西医诊断］后循环缺血。

［中医诊断］头晕。

［辨证］气虚血瘀。

［处方］黄芪15g，党参10g，白术10g，升麻4g，柴胡4g，陈皮10g，炙甘草6g，当归10g，桃仁10g，红花10g，赤芍10g，地龙15g，黄连6g，合欢皮10g。7剂水煎服。

5月20日再诊，药后头晕好转，手已不麻木，舌脉辨证同上，守方14剂。

按：眩晕一证，以内伤为主多系本虚标实。实为风火痰瘀，虚为气血阴阳不足。临床上以肝阳上亢，痰浊中阻，气血亏虚为常见。本例病人年事已高，年迈体衰，脾气不足，不能健运水谷生化气血，致气血亏虚脑失所养而眩晕，劳累后更甚，血不养心，心神不宁，则心悸少寐。脾失健运故纳差体倦，不耐劳累，舌淡，脉沉细均为气血亏虚之症，故史教授采用补中益气汤，补中健脾，鼓舞气血生化之源，配伍王清任活血化瘀之名方补阳还五汤，补气活血，通络，使气旺血行瘀祛络通，眩晕自愈。

（二）神经官能症

神经官能症又称神经症或精神神经症，是一组精神障碍的总称，包括神经衰弱、强迫症、焦虑症、恐惧症、躯体形式障碍等，病人深感痛苦且妨碍心理功能或社会功能，但没有任何可证实的器质性病理基础。病程大多持续迁延或呈发作性。

病案举隅

例1：邓某，女，34岁。就诊日期：1998年9月15日。

初诊：1998年5月份因生意不顺利后出现胸闷，烦躁。胸闷时两胁胀满，善太息，自觉说话无力，有时语言不利，6月份又出现腹痛，尿频，在当地医院诊断为"泌尿系感染"。经对症治疗好转后又出现胸闷，胸部发堵感，说话时自觉气力不足，疲倦，易出汗。近2个月反复出现双下肢无力，自觉全身肌肉无力，常摔倒，饮食尚可，大便不成形，每日1~2次。先后就诊内科、神经科，神经科检查颅神经（-），颈软，四肢肌力，肌张力正常，腱反射低，全身未见肉眴，未引出病理征，全身温痛觉正常，考虑为功能性所致。给予健脑2号及阿普唑仑治疗，效果不明显，而来我科就诊。先后采用疏肝理气、温补脾肾法，均无效果，后来史济招教授门诊求治。病人由家属掺入病室，主诉胸闷，两胁胀满，乏力，气短，腹胀，大便不成形，食欲尚好，仍感双腿酸软无力，语言不利，有时说不清楚，心里想的事说不出来，双腿软，严重时不能行走，手抖，睡眠差，舌淡苔白，脉沉细。

［西医诊断］神经官能症。

［中医诊断］暗痱。

［辨证］脾虚，肝脾不和。

［治法］疏肝健脾，调理脾胃。

［处方］黄芪10g，党参10g，白术10g，当归10g，陈皮6g，甘草6g，丹参15g，升麻10g，柴胡10g，茯苓15g，白芍10g，石菖蒲10g，炒枳壳10g。

二诊：药后自觉乏力好转，可以自行行走，睡眠好，舌脉同前。续以原方再服12剂。

三诊：药后乏力，手抖消失，可以自行行走，语言清晰，仍感睡眠不好，两胁胀，舌淡苔白，脉沉细，上方加炒枳壳10g、浮小麦30g、生牡蛎（先下）30g、香附10g。水煎服。

按：暗痱证，常是中风证候之一。暗，语言不利或不能讲话；痱，四肢痿废不能运动。临床上有虚实之分。该例病人，由于精神刺激而出现两胁胀满，善太息，语言不利，行走不便，双腿软弱，不能行。是肝气郁滞，气虚血瘀。故史教授采用逍遥散与补中益气汤合方加减，用逍遥散调情志，理肝气，用补中益气汤温补脾胃，因脾主四肢肌肉，脾虚则肢痿不能行，气短不能言。肝脾同治故收到较好的效果。

例2：严某，女，62岁。就诊日期：1999年5月25日。

初诊：阵发性头痛，五心烦热，午后尤重3个月余。心烦，两胁胀满，易怒胸闷，腹胀纳差，大便不成形。脉沉细，舌暗苔白。

［西医诊断］神经衰弱。

［中医诊断］头痛。

[辨证] 心脾两虚, 肝脾不和。

[治法] 补益心脾, 调和肝胃。

[处方] 黄芪 15g, 党参 10g, 白术 15g, 升麻 15g, 柴胡 10g, 丹参 15g, 白芷 10g, 陈皮 6g, 丹皮 10g, 山栀 10g, 香附 15g, 茯苓 10g, 川芎 6g, 菊花 10g, 炙甘草 6g。7 剂水煎服。

二诊: 6 月 3 日。药后头已不痛, 其余症状也减轻, 仍感乏力、疲倦, 食欲好, 手足心热, 大便不成形, 舌淡暗, 脉沉细。仍守原法, 汤药 7 剂, 另取补中益气汤合加味逍遥丸, 以固疗效。

按: 头痛证为临床常病证, 多由于外感时邪或内伤情志等使脉络绌急, 清窍失养所致。分析本例病人病程 3 月余, 而且爱生气为肝郁之表现, 肝气不疏则气机不畅, 不通则痛, 久之伤气, 气虚帅血不利, 从而加重瘀滞, 故史教授以加味逍遥丸疏肝解郁, 以补中益气汤助气帅血, 另配伍川芎、菊花, 清利头痛, 药后效果满意。

例 3: 张某, 女, 37 岁。就诊日期: 1997 年 7 月 17 日。

初诊: 头晕、头痛、头胀 2 月余。眠差多梦, 乏力懒动, 心慌气短, 心情抑郁, 易烦急, 虽口干, 但饮水不多, 大便不成形。脉细滑数, 舌尖红, 苔薄白。

[西医诊断] 神经衰弱。

[中医诊断] 头痛。

[辨证] 脾气不足, 气血不调。

[治法] 健脾益气, 柔肝养心。

[方药] 补中益气汤加减。

[处方] 黄芪 15g, 党参 10g, 白术 10g, 升麻 4g, 柴胡 10g, 陈皮 6g, 甘草 6g, 炒远志 10g, 炒枣仁 10g, 白芍 10g, 黄连 6g, 茜草 30g。6 剂水煎服。

按: 病人乏力懒动, 心慌气短, 大便不成形为脾气不足之症。脾虚不化, 阴血无以化生, 心血不足, 心神失养, 故而眠差多梦; 肝无血养, 疏泄不利, 故而心情抑郁, 易烦急; 脾虚不能升清, 髓海不荣, 故而头晕头痛头胀; 脾虚津液不得输布, 故而口干不喜饮水, 脉细滑数, 舌前尖部偏红, 说明肝脾不和, 气利失调, 郁而化热。总之, 本例为脾气不足为本, 导致心肝两脏功能失调而出现以上诸症。故取补中益气汤为主方，加白芍柔肝解郁，以制心情抑郁，易烦急；用炒远志、炒枣仁安心养神，以缓眠差、多梦、心慌之症；黄连一则佐补中益气汤之温性，二则可燥湿实便；茜草活血化瘀，鼓动血液循环，改善脑部供氧状况，以缓头晕头痛头胀之症。因病人大便不成形故去当归。药后症状缓解。

例4：孟某，女，34岁。就诊日期：1997年7月22日。

初诊：心慌7~8年，加重近1个月。7~8年以前出现心慌，间断服用中成药，如柏子养心丸、宁心宝等，症状时轻时重。近1个月以来自觉症状加重，并伴气短、记忆力下降，睡眠尚可，但醒后不解乏，自汗怕冷。食欲不振，饭后胃脘发堵。口苦不黏，饮水不多。大便初干后溏。脉细，舌淡苔腻。

［西医诊断］心慌待查。

［中医诊断］心悸。

［辨证］心脾两虚。

［治法］补益心脾。

［处方］黄芪15g，党参10g，苍术、白术各10g，升麻4g，柴胡4g，当归6g，陈皮6g，炒枣仁10g，炒远志10g，黄连6g，厚朴10g，炒枳壳10g，炙甘草6g。14剂水煎服。

二诊：8月5日。症状好转，时有心慌。继服上方，加五味子10g。

再进2周后复诊，自觉症状明显好转，对生活、工作无影响，希望继服汤药巩固。

按：病人虽以心慌为主诉就诊，但同时伴有气短、乏力、纳差、自汗、便溏实为脾虚所致。脾气虚弱，血运不周，心失所养，故心悸健忘；脉细，舌淡苔腻，亦为脾气不足之象。

心主血脉、神志。《血证论·脏腑病机论》："血之运行上下，全赖于脾。"脾胃气虚，血运不周，心失所养，心悸健忘。史济招教授以脾论治，气足血速生，益脾神自宁。不治其心，心病亦愈。方以补中益气汤为主，针对病人气虚而用，因病人同时伴有食欲不振，饭后胃脘发堵，舌淡苔腻，故加苍术、厚朴寓平胃散之意，而健脾燥湿；脾健血足，心神自安。黄连宁心神，制心火，另配炒枣仁10g，炒远志10g，加强镇静养心；厚朴有增强胃肠蠕动的作用，可解除病人因饭后胃脘痞闷而影响食欲的症状，使病人增加水谷精微的摄入，以保机体健康。

例5：李某，女，40岁。就诊日期：1997年8月28日。

初诊：胸部憋闷，伴有头昏脸胀，头皮发紧，恶心口干，身热易惊，下肢沉重，容易疲倦，记忆力下降，食欲、睡眠尚可，大便溏软。曾有1次心电图可疑心肌供血不足。后未复查。

[查体] 肝脾不大，脉沉细，舌质暗淡苔白。

[西医诊断] 胸闷待查。

[中医诊断] 胸痹。

[辨证] 气虚血瘀。

[治法] 益气活血。

[处方] 黄芪15g，党参10g，白术10g，白芍10g，陈皮6g，升麻4g，柴胡10g，茜草30g，葛根30g，黄连6g，地骨皮10g，甘草6g。14剂水煎服。2周后复诊，症减大半。效不更方，再进2周。

按：由于气虚，血无以化生，机体组织肌肤失于荣养，故而出现下肢沉重，容易疲倦，头皮发紧，记忆力下降；气机运行不畅，故而胸部憋闷，头昏脸胀；胃气失于和顺，故而恶心；津液不能随气均匀布散，故而发生口干；阴血不足，虚阳偏盛，故而身热易惊；气虚则血瘀，故而脉沉细，舌质淡暗苔白；气虚水湿失于运化，故而大便溏软。

方中补中益气汤加白芍益气和血；茜草、葛根协助调和气血，疏通气机，致使全身气血调畅，诸疾可荡；另有黄连、地骨皮针对身热而用；茜草与葛根在本例中起辅药作用，茜草活血去瘀，以助气血正常循环；葛根可助清阳之气，又能生津益胃，上能止渴，下能止泻，现代药理认为该药可改善冠脉供血，以缓心区疼痛。

例6：赵某，男，41岁。就诊日期：1997年5月13日。

初诊：失眠多年，夜梦多，醒后不解乏，平时常感乏力，胃脘部隐痛，轻胀，不喜按，视力下降，便溏。脉细，舌胖淡黯有齿痕，苔薄白。

[西医诊断] 神经官能症，失眠。

[中医诊断] 不寐。

［辨证］气血不和。

［治法］健脾益气，和血安神。

［处方］补中益气汤加味。

黄芪 15g，党参 10g，白术 10g，白芍 10g，升麻 4g，柴胡 10g，当归 10g，陈皮 6g，炒酸枣仁 10g，炒远志 10g，苍术 10g，香附 10g，桃仁 10g，红花 10g，黄连 6g，甘草 6g。14 剂水煎服。

病人连服 14 剂，疗效显著。

按：失眠，中医称之为"不寐"，是以经常不能获得正常睡眠为特征的一类病证。主要表现为睡眠时间、深度的不足。轻者入睡困难，或寐而不酣，时寐时醒，或醒后不能再寐；重则彻夜不寐。早有"不寐者，病在阳不交阴"之说，因此在治疗上以滋阴潜阳或潜阳降火或直接重镇安神立法居多。然人体以上为阳，以下为阴，而脾居中州，交通上下，主气机升降，为阴平阳和之枢纽。《丹溪心法》云："脾具坤静之体，而有乾健之运……而成天地交之泰。"《医宗金鉴》亦有"脾阳苟不运，心肾必不交"之记载，说明脾气在调和阴阳、交泰水火中有着十分重要的作用。病人平时常感乏力，胃脘隐痛轻胀，大便不成形，舌胖淡有齿痕，均为中焦气虚之象。故史济招教授治疗失眠从脾入手，取补中益气汤治本，加酸枣仁、远志、黄连安神清心治标；另有苍术健脾明目；香附、桃仁、红花理气活血；甘草、白芍缓急止痛。然史济招教授认为，气阴互生，气虚阴也弱，同样可以出现虚阳外越，心神不宁，故而屡用补中益气汤加味治疗失眠，疗效甚佳。

九、杂病

（一）耳鼻喉科疾病

病案举隅

例1：李某，女，63 岁。就诊日期：1998 年 4 月 2 日。

初诊：咽痒、咳嗽 1 年余，反复发作，咽痒即咳，伴有少量白痰，咽干喜饮，饮后症状不缓解，乏力易疲倦。

[查体] 咽充血，扁桃体不大，咽后壁淋巴滤泡增生。脉细滑，舌苔白薄，舌有齿痕。

[西医诊断] 慢性咽炎。

[中医诊断] 喉痹。

[辨证] 气虚咳嗽。

[治法] 补虚益气，宣肺止咳，清利咽喉。

[处方] 补中益气汤加减。

黄芪15g，党参10g，白术10g，升麻4g，柴胡4g，当归10g，陈皮10g，杏仁10g，苦桔梗6g，蝉蜕10g，贝母10g，苏叶10g，甘草10g，诃子肉10g。

二诊：4月23日。药后咽痒明显好转，基本上不咳嗽，无痰，近10天来颈部发硬感，睡眠差多梦，舌苔薄白，舌淡，脉弦。

上方去贝母、苏叶，加知母10g，葛根30g，炒枣仁10g，炒远志10g，丹参10g。

按：本例病人虽以咽痒、咳嗽为主症，但根据病人乏力、易疲倦的表现，分析其原因为气虚津液不能上承所致。史济招教授从补气入手，方用补中益气汤，气虚得纠正则咽痒咳嗽好转。二诊咳嗽好转去大贝母加知母以清热。寐差加炒枣仁、炒远志镇静安神。因病人颈部发硬感故加入葛根，清热生津，以利咽喉，并可扩张血管，改善微循环，使项背强硬得以缓解。

例2：董某，女，24岁。就诊日期：1998年10月29日。

初诊：反复咽痛，声音嘶哑1年余，时发时止，反复发作，易感冒，偶有干咳，或有少量痰，大便不成形。

[查体] 咽充血，咽后壁淋巴滤泡增生，扁桃体不大。脉沉细，舌淡暗，苔薄白。

[西医诊断] 慢性咽炎。

[中医诊断] 喉痹。

[辨证] 气虚内热。

[治法] 益气健脾。

［处方］黄芪 10g，当归 10g，党参 10g，白术 10g，升麻 10g，柴胡 4g，陈皮 6g，炒枣仁 5g，炒远志 10g，金银花 10g，连翘 10g，炙甘草 6g。

二诊：11 月 10 日。药后声音嘶哑好转，咳嗽好转，仍咽痛，精力好，受凉后未感冒，偶有头晕，舌脉同上，仍守原法，守方 14 剂。

按：本例病人以咽病表现为主，脾虚症状不多，但史济招教授考虑病人病程较长，且易感冒，仍以补中益气汤入手补脾益气，增强抗病能力以治其本，配伍金银花、连翘，清热解毒，抗菌消炎，以治其标。

例 3：王某，女，59 岁。就诊日期：2000 年 2 月 10 日。

初诊：咽干咽痛，伴有咳嗽 2 周。病人 3 周前曾因鼻塞流涕、咳嗽、发热而就诊，1 周后发热已愈，但仍咳嗽，咽干咽痛，有时伴喘，咽有痰不易咳出，自觉咽喉不利发痒疼痛，腹胀，大便干。脉细，舌淡苔薄白微腻。

［查体］咽后壁淋巴滤泡增生。

［西医诊断］慢性咽炎。

［中医诊断］喉痹。

［辨证］脾肺气虚，肺失宣降。

［治法］补中益气，清肺止咳。

［处方］黄芪 15g，党参 10g，苍术、白术各 10g，升麻 4g，当归 10g，白芷 10g，陈皮 6g，厚朴 10g，苦桔梗 6g，枇杷叶 15g，苏叶 10g，大贝母 10g，蝉蜕 10g，银花 10g，连翘 10g。7 剂水煎服。

二诊：2000 年 2 月 17 日。药后咳嗽明显好转，已不喘，痰已易咳出，咽已不痛不痒，大便正常，仍守原法，上述处方加诃子肉 15g，炒枳壳 10g。14 剂水煎服。

按：本例病人初起感冒发热，经治疗发热已退，但咳嗽咽痛未愈。经查咽后壁淋巴滤泡增生。诊为慢性咽炎。史济招教授以补中益气汤加金银花、连翘，意在以甘温之剂补其中，升其阳；甘寒之剂以泻其火。另有苏叶、贝母以降气宽胸止咳；蝉蜕、诃子肉以利咽喉而获效。

例 4：张某，女，43 岁。就诊日期：1997 年 5 月 8 日。

初诊：因反复喉痒隐痛、音哑 2 年余。发病以来多方求医，疗效不佳前来就诊。病人平素咽部灼热发紧，口干，周身乏力，心慌气短，眠差多梦，胃痛喜按，大便初干后溏。脉细弦，舌暗红，苔薄白。

[西医诊断] 慢性咽炎。

[中医诊断] 喉痹。

[辨证] 气阴不足。

[治法] 滋阴益气利咽喉。

[处方] 补中益气汤合清音亮咽汤加减。

黄芪 15g，党参 10g，白术 10g，升麻 4g，柴胡 10g，当归 10g，白芍 10g，陈皮 6g，沙参 10g，麦冬 10g，蝉蜕 6g，桔梗 6g，生甘草 6g，诃子肉 10g，金银花 10g，连翘 10g。

上方服 15 剂，喉疾已愈，胃脘疼痛消失。为巩固疗效继用上方加金果榄 10g。

按：病人病程较长，病久及本，脾胃为人体后天之本，脾胃气虚，故而周身乏力，胃痛喜按，大便初干后溏；气虚津液不得上承，故而口干咽部灼热痒痛；气虚则血虚，血虚不能养心，故而心慌气短，眠差多梦；脉细弦，舌暗红，亦为气虚不能帅血行，而出现血瘀之象。用补中益气汤为主方加沙参、麦冬、白芍滋阴；连翘、金银花清虚热；桔梗利咽且引药上行；蝉蜕、诃子肉为亮音止痒要药。诸药协力，喜收良效。

例5：李某，女，26 岁。就诊日期：1997 年 9 月 4 日。

初诊：鼻塞，清涕，喷嚏 1 周。过敏性鼻炎史多年，每年入秋或遇冷时亦发。以往发病时，应用中西药治疗，症状仍需持续 1 周以上。此次于 1 周前突然鼻塞，清涕，喷嚏，并伴喘憋，轻咳，咯少量白沫痰，夜能平卧。已服用鼻渊舒，阿司米唑，氯苯那敏等，症状无好转。平素眼睑经常水肿，易疲倦，大便偏干。脉沉细，舌淡红，稍胖，苔薄白。

[西医诊断] 过敏性鼻炎。

[中医诊断] 鼻鼽。

[辨证] 脾肺两虚。

[治法] 宣肺健脾。

[处方] 黄芪 15g，白术 10g，党参 10g，升麻 6g，柴胡 10g，陈皮 10g，当归 10g，甘草 6g，防风 10g，川芎 10g，白芷 10g，桔梗 6g，白芍 10g，杏

仁 10g，苏叶 10g，贝母 10g。

上方服用 3 剂症状便见好转，继服 3 剂，鼻通涕止咳消。为巩固疗效，嘱其继遵原方再服 12 剂。电话追访，症状未反复。劝其坚持服用中成药补中益气丸。

按：肺开窍于鼻，风寒犯肺，自然导致鼻窍不利，故而出现鼻塞、清涕、喷嚏；肺气上逆，故而喘憋咳嗽咯白沫痰；病人多在入秋或遇冷时发病，更说明发病与寒邪有关；肺气不足，通调水道不利，故而眼睑经常水肿；脾气不足，故而容易疲倦；肺与大肠相表里，肺之疾患，必及大肠，故而大便不畅；脉沉细，舌淡红，稍胖，苔薄白均为脾肺两亏的表现。方中将防风、川芎、白芷三药合用于补中益气汤以补益脾气、脱敏开窍；又加桔梗、杏仁、苏叶、贝母开肺气，止咳喘；用白芍散中有收，以防耗散太过。该方有补有散，有表有收，治标又治本，疗效满意。

（二）复发性口腔溃疡

复发性口腔溃疡是口腔黏膜疾病中发病率最高的一种疾病。好发于唇、颊、舌缘、黏膜等部位。该病具有周期性、复发性及自限性等特点。中医病机多为气阴两虚、阴虚火旺、脾虚湿热内蕴等。

病案举隅

例 1：潘某，男，57 岁。就诊日期：1997 年 8 月 12 日。

初诊：口腔溃疡反复发作 1 年余。近 1 年来，反复发生口腔溃疡，每次发作持续 2 周，此次发作由于 5 天前咀嚼不当咬伤口腔黏膜所致。溃处疼痛程度较历次发病加重。伴眠差多梦，纳呆乏力，心情不悦，口渴不思饮，大便不成形。脉沉细，舌暗腻苔。以往多用苦寒医之，疗效不佳。

［西医诊断］口腔溃疡。

［中医诊断］口糜。

［辨证］中气不足，阴火上浮。

［治法］补中益气，潜制虚火。

［处方］黄芪 15g，白术 10g，升麻 4g，柴胡 4g，丹参 15g，陈皮 6g，甘

草 6g，党参 10g，知母 10g，黄连 3g，炒枣仁 15g，炒远志 10g，茜草 30g。6 剂水煎服。

服 6 剂后复诊，溃处基本修复，心情愉悦，睡眠得以改善。嘱再服 2 周巩固疗效。

按：本病病程较长，正气已虚，其症状如纳呆乏力，口渴不思饮，大便不成形，足以说明存有脾胃气虚之证。中阳不振，阴火乘虚上浮，致使口腔溃疡；脾胃虚弱，气血无以化生，腐肌不去，新肌不长，故而久病不愈；阴火扰心，故而眠差多梦。此时应振奋中阳以伏阴火，唯补益脾胃以助生新。而以往多用苦寒之药，更是中气受伐，雪上加霜，故而屡治不效。补中益气汤兴旺气血，腐肌自然可去，新肌自然速生。加用知母、黄连随益气升提之药清潜上焦浮火；丹参、茜草活血化瘀，协助祛腐生肌；炒枣仁、炒远志宁神安眠，以制眠差多梦。另外由于当归可滑肠通便，故以丹参代之。本方药味精练而作用殊强。从西医角度来看，补中益气汤能有效地治疗此病，其重要的因素是由于补中益气汤具有调整人体免疫功能的功效。

例 2：岳某，女，26 岁。就诊日期：1998 年 8 月 18 日。

初诊：反复口腔溃疡多年。每次发作至少持续 2 周以上，此次口腔溃疡发作 3 天。平素周身乏力，容易疲倦，食欲不振，凉饮后腹胀，经常心慌心悸，睡眠多梦，无口干，经期后错，量少，有血块，大便不规律，排便不畅。尽管病人每次发病治疗都比较积极，但一般都需 2 周以上方有转机，并且此消彼起。询问以往用药情况，病人只记得有黄连、龙胆草、木通、石膏、沙参、麦冬等交替使用过。

[查体] 口腔右颊及口唇内侧黏膜溃疡，溃疡表面灰白，周围组织暗红，脉细滑，舌淡红，苔白腻。

[西医诊断] 复发性口腔溃疡。

[中医诊断] 口糜。

[辨证] 心脾不足，气虚血瘀。

[治法] 健脾养心，活血化瘀。

[处方] 黄芪 15g，党参 10g，苍术、白术各 10g，柴胡 10g，升麻 4g，当归 10g，白芍 10g，陈皮 6g，炒枣仁 10g，炒远志 10g，黄连 6g，桃仁 10g，

红花 10g，甘草 6g，厚朴 10g。6 剂水煎服。

药服后 3 天，溃疡处明显好转。继服 3 天，痊愈。为巩固疗效，继服 1 周。

按："治病求本"是中医重要的治疗原则，尤其慢性病和疑难病，针对病本治疗十分重要。有些疾病疗效不佳，追其原因，常常是由于症状错杂，给医生造成错觉，不能准确地抓住病本。详询本例治疗用药过程，多用泻火或滋阴法治疗，效果不佳。再复之，势必失败。通过认真查体，综合分析，病人平素周身乏力，容易疲倦，食欲不振，此为脾虚之证，唇为脾之外候，脾气虚弱，温运无力，精微不能上承，口唇失于荣养，故发口唇溃疡；病人经常心慌心悸，睡眠多梦，均由心火所扰；心火上炎，加重溃疡；气虚血瘀，血滞不行，不能濡养于上，导致溃疡发生且表面呈灰白状，周围组织暗红，且伴经期后错，量少，有块。综上所述本例为心脾不足，气虚血瘀。当补益心脾，活血化瘀。补中益气汤补益脾胃，加苍术协助启化脾气；加黄连、炒枣仁、炒远志清心火安心神，白芍和甘草酸甘化阴，濡养溃处；加桃仁、红花活血化瘀，瘀血去，新血生，协助祛腐生肌，促使溃疡早愈；此外，补中益气汤具有调整人体免疫功能的功效，用于该病更具有针对性。

（三）发热

中医有"甘温除大热"之说，但临床上用补中益气汤治疗发热性疾病的并不普遍，尤其对于西医学习中医者在治疗热性病时首选清热法更为多见，原因在于认为补中益气汤属温补方剂，以温治热不如遵守"热者寒之，寒者热之"的中医治疗大法更顺理成章。而史济招教授对东垣学术思想领会深刻，在治疗某些发热疾病中应用该方，胸有成竹。

补中益气汤能治疗热性疾病，一则是由于所治的热性疾病之本质属气虚；二则汤之组成有它的特殊性。方中黄芪、白术、党参、甘草性温味甘，确为温补之药。然有柴胡、升麻二药相伍便是该汤的微巧妙之处。一般认为上述二药在方中起升发阳气的作用，殊不知这二药还另有它任，即清热解毒之功。《本经》有载："升麻味甘、平，主解百毒……辟温疫，瘴气，邪气，蛊毒。"《别录》又说该药主治"时气毒疠，头痛寒热，风肿诸病，喉痛口疮"；更有"无犀角以升麻代之"的说法。说明升麻是一味解毒之药。柴胡更是如此，仲景小柴胡汤主治伤寒，邪在少阳；《景岳全书·新方八阵》认为柴胡为散邪退热之要药；近年又研制了正柴胡饮冲剂、柴胡注射液用于治疗外感发热证。由此可见，升麻、柴胡有清热之效已被历代医家认同。所以，补中益气汤在某种意义上来讲可为甘温药和清热解毒药的合方。除此之外，现代药理研究认为柴胡和升麻都有抗菌和抗病毒的作用。因此，在用于治疗热性病时不必顾及该汤性温能敛热邪之弊。但史济招教授提醒大家以上之说决非主张凡是热性疾病都可应用补中益气汤治疗，在临床中仍须坚持中医辨证论治的原则。一般对于病程长，伴有乏力、舌淡、边有齿痕者应考虑用之。尤其用一般常法治疗无效的病人则更应选择该方验之。当然在应用该方时还应根据病人具体情况随症加减。

📝 病案举隅

例1：张某，女，28岁。就诊日期：1998年8月25日。

初诊：反复低热2月余，体温37.5℃左右，多数在37.2℃。近1周又低热，盗汗，不咳嗽，动则心悸，经常尿急尿热，大便秘结，每日1次或先干后溏，手心不热，口干思饮。睡眠梦多，记忆力下降。

［既往］对解热镇痛药过敏。

［查体］较消瘦，腹软，肝脾未及，双肾区无叩痛，双下肢不肿。脉沉，舌淡。

［辅助检查］尿常规（－）。

［西医诊断］低热待诊，泌尿系感染（待排除）。

［中医诊断］发热。

［辨证］心脾两虚，气血不足。

［治法］补益心脾，清利湿热。

［处方］黄芪15g，党参10g，苍术、白术各10g，升麻10g，柴胡10g，当归10g，陈皮5g，黄柏10g，瞿麦10g，萹蓄10g，炒枣仁10g，炙甘草6g，金银花10g，连翘10g。7剂。

药后体温正常，食欲欠佳，胃脘不适，痛经。守方再进14剂。另经前1周服活血片每次5片，每日3次以治痛经。3月后偶遇，自述体温一直正常。

按：本例病人低热 2 个月余，伴尿频、尿满、尿热，从病史分析是有泌尿系感染之表现，但尿常规阴性，泌尿系统感染诊断依据不足，从中医辨证角度辨证属下焦湿热。史济招教授选用补中益气汤以补气血，从后天之本脾胃入手，加入清热利湿之黄柏、瞿麦、萹蓄、金银花、连翘以清热利湿解毒。

例 2：安某，男，46 岁。就诊日期：1999 年 11 月 26 日。

初诊：低热 1 个月余，病人于 1 个月前感冒发热，高时体温达 38℃。外院 X 线检查提示：右肺中段可见片状阴影，给予抗生素治疗，感冒症状消失，但一直低热：T37.4℃~37.6℃。伴轻度咳嗽，有少量痰，手心热，胸闷，平时经常感冒，周身不爽，疲倦无力，动则汗出。行结核菌素试验（－），因发热不退故来本院求治。

[查体] 一般情况好，双肺清，未闻及干湿性啰音。心脏（－）。腹软，肝脾未触及。脉沉细，舌苔白质暗。

[西医诊断] 低热。

[中医诊断] 咳嗽。

[辨证] 脾肺两虚，气虚发热。

[治法] 补益脾肺，益气清热。

[处方] 黄芪 15g，党参 10g，白术 10g，升麻 4g，柴胡 10g，当归 10g，白芷 10g，陈皮 6g，夏枯草 30g，杏仁 10g，枇杷叶 10g，苏叶 10g，苦桔梗 10g，甘草 10g，地骨皮 10g。14 剂水煎服。

二诊：12 月 10 日。药后体温正常，精神好，已不觉疲倦，仍有轻度咳嗽，有白痰，有些出汗，食欲好，大便正常，舌苔薄白质暗，脉沉细，仍守原方去地骨皮加山茱萸 10g。

按：低热一证中医一般归属虚热范畴，虚热有因气虚、血虚、阳虚、阴虚的不同，虚热特点大多数为低热，起病缓慢持续时间长，本例病人初起上呼吸道感染经对症处理后感冒症状消失，但仍有发热，平素易疲倦，乏力，咳嗽，易出汗属脾肺两虚之证。因此，史济招教授采用补中益气汤补益脾肺之气，甘温除热。再加杏仁、枇杷叶、苏叶、苦桔梗、甘草，清肺止咳，使肺之宣降功能正常。二诊时病人咳嗽见轻，已无低热，唯有出汗。加入山茱莫，酸敛收涩止汗，收到较为理想效果。

例3：李某，女，23岁。就诊日期：1993年5月16日。

初诊：不规则发热4个月。病人自1993年1月开始感到乏力，头晕，心悸气短，午后发热（37.5℃~37.8℃）。同时食欲不好，肝区隐隐作痛。大便初始成形，继之则为半成形，便后不爽，失眠多梦。曾经接受过抗结核、抗风湿、抗感染等治疗，但是低热始终未消失。希望采用中医方法治疗。

［既往］几年前曾有过支气管哮喘。

［查体］一般情况良好。但是表情显得忧郁。浅表淋巴结不大。甲状腺未触及。心肺正常。腹平软，肝脏大，在肋下两横指。脾未触及。小腿未见水肿。脉细滑，舌质淡色稍暗，舌边有齿痕。

［辅助检查］血、尿、便常规检查均正常。各项肝功能检测指标均在正常值范围。仅血清蛋白电泳不正常：白蛋白49.5%（正常值54%~74%），γ-球蛋白25%（正常值15%~20%）。

［西医诊断］发热，慢迁肝。

［中医诊断］发热。

［辨证］心脾两虚。

［治法］补益心脾。

［处方］补中益气汤方加味。

黄芪15g，党参10g，白术10g，白芍10g，陈皮6g，炒枣仁15g，升麻4g，柴胡4g，当归10g，炒远志10g，炙甘草6g。7剂。

随诊：服上方汤剂1周后体温恢复正常，嘱病人继续服此方3周。结束治疗后来复诊，告知体温一直保持正常，全身情况亦改善，已经无心悸和气短，大便软，为巩固疗效给予补中益气丸及加味逍遥丸各6g，日2次。半年后复查血清蛋白电泳已转为正常，追踪观察2年未见复发。

（四）汗证

中医所称之"汗证"，是指由于阴阳失调，腠理不固，而致汗液外泄失常的病证。其中，不受外界环境因素的影响，而白昼时时汗出，动辄益甚者，称为自汗；寐中汗出，醒来自止者，称为盗汗。临床应辨证施方。

📝 病案举隅

例1：王某，男，48岁。就诊日期：1998年3月17日。

初诊：肢体出汗2年余，伴腰背疼痛。病人以半侧肢体出汗为特点，右侧卧位时左侧出汗，左侧卧位时右侧出汗，平卧时脐部以下出汗，口干，手心不热，乏力，怕凉，大便不成形，每日2~3次。脉沉细，舌淡苔薄白。

［西医诊断］自主神经功能紊乱。

［中医诊断］汗证。

［辨证］脾阳不足，营卫失调。

［治法］温补脾阳，调和营卫。

［处方］黄芪15g，党参10g，白术10g，升麻4g，柴胡4g，丹参15g，陈皮6g，桂枝10g，白芍10g，炙甘草6g，生姜3片，大枣10枚。7剂水煎服。

二诊：3月24日。药后出汗较前好转，仍有不规则地出汗，大便不成形，黏滞，自觉肛门肿胀且痒，舌淡胖，脉弦滑。辨证同前，上方加苍术10g，葛根15g，黄连6g，麻黄根10g。

三诊：4月2日。出汗明显减轻，已不怕凉，仍大便不成形，黏滞感，排泄不畅，上腹发胀、呃逆、矢气则舒，纳差，口干口苦，纳差，双下肢出汗。舌苔白腻质胖，脉滑。辨证为湿邪困脾，营卫不和，治以燥湿健脾，调和营卫。上方合平胃散以解腹胀、呃逆、口苦之症。

按：本例病人半身交替出汗符合营卫不和汗出之特征。结合病人乏力，怕凉，大便不成形，辨证为脾阳不足，营卫失调，故采用温补脾阳，调和营卫之法，方用补中益气汤加桂枝汤。复诊时诊出汗好转，但出现自觉肛门肿胀痒，大便发黏，故加苍术、葛根、黄连以解大肠湿热。三诊时病人已无阳虚表现，出现上腹胀、口干口苦，纳差，舌苔白腻等脾胃运化不利之象，故以平胃散燥湿健脾。由于该病人病情的转变，随时调整施治方案，收到了良好的治疗效果。

例2：赵某，女，53岁。就诊日期：1998年3月5日。

初诊：黎明时分烦躁汗出，醒后汗止。症状渐起，病程约有半年余。平素经常头晕，乏力，心悸，夜寐不实，多噩梦，手心发热，咽喉不利，口发干，小便不黄，大便初硬后溏。脉沉细，舌质淡暗，舌苔白。

［**西医诊断**］自主神经功能紊乱。

［**中医诊断**］汗证。

［**辨证**］心脾两虚，气虚汗出。

［**治法**］补益心脾，止汗安神。

［**处方**］黄芪 15g，党参 10g，白术 10g，陈皮 6g，当归 10g，炒枣仁 10g，炒远志 10g，升麻 4g，柴胡 10g，香附 10g，桔梗 10g，茜草 30g，琥珀（分冲）20g，炙甘草 6g。

上方服 14 剂，一觉到天明，未苦汗扰，余恙亦减。

按：史济招教授认为本例黎明时分烦躁汗出，应归之于阳气不足。午夜之后阳气渐升，若阳气不足，腠理不固，汗可泄。而醒后人动，则阳气启动，汗可止。因此夜汗之始因并不都是阴虚，本例病人为老年女性，脏腑之气渐趋不足，故可见头晕，乏力，心悸，大便初硬后溏等症。脉沉细，舌质淡暗，舌苔白也是气虚之象。脾气不足，交泰水火功能障碍，故夜寐不实，多噩梦。手心发热，咽喉不利，口发干，也并非阴虚所为，而属气虚津液不达。综上所述，本例病之根本为心脾两虚。故用补益心脾，止汗安神法，方取补中益气汤加味。药后症状大减，说明辨证立法准确。方中补中益气汤补益脾气；炒枣仁、炒远志、琥珀安神养心，针对心悸，夜寐不实，多噩梦之症而用；香附疏理肝气，以除烦躁；桔梗利咽，以祛咽喉不利之苦；茜草消炎活血以制血瘀之患。众药相协，共乞病瘥。

［**小结**］仲景认为"四季脾旺不受邪"，明代医家薛己也提出"人以脾胃为本……土旺于四时，善载乎万物，人得土以养百骸，身失土以枯四肢"，强调人体的正常机能皆取决于脾胃。同时指出"治病必求其本，本于四时五脏之根也""胃为五脏之本源，人身之根蒂"。现代医学对补益脾胃进行研究，认为脾胃健运者免疫机能健全，防病抗病能力强盛。因此中医的健脾益气法在某种意义上讲，可以认为是提高机体免疫力的治疗方法。健脾益气法是史济招教授的常用之法，李东垣顺应脾胃之性创组的补中益气汤也成为史济招教授治疗多种疾病的常选要方。此外，史济招教授一贯主张，在健脾益气的基础上，结合现代药理研究，将对疾病有直接作用的药物加入处方中，也是取得良效的重要因素。

（五）睡眠呼吸暂停综合征

阻塞性睡眠呼吸暂停低通气综合征是一种病因不明的睡眠呼吸疾病，临床表现有夜间睡眠打鼾伴呼吸暂停和白天嗜睡。由于呼吸暂停引起反复发作的夜间低氧和高碳酸血症，可导致高血压、冠心病、糖尿病和脑血管疾病等并发症及交通事故，甚至出现夜间猝死。可以看该病是一种有潜在致死性的睡眠呼吸疾病。

本病属中医之"鼾证"。基本病机为水湿内停，痰浊阻滞，血瘀内停，痰瘀胶结，气机不畅，呼吸不利。水湿代谢的主要脏器为肺、脾、肾三脏。脾主运化、转输水谷精微，若饮食不节，如过食肥甘生冷，或嗜酒成瘾，以致脾胃损伤，运化转输无权，聚湿生痰。痰浊上阻肺通调水道，导致肺气不利，壅滞不畅，使肺主气、司呼吸的功能失常；下扰肾气化失常，肾不纳气，故使呼吸暂停。一般说来，睡眠呼吸暂停综合征的早期以痰浊为主，继之则见痰瘀并见。总之，脾失健运是本病形成的主要原因，痰瘀互阻，气机不利是本病病机的中心环节，本虚标实是本病病机的主要特点。

📝 病案举隅

例：马某，男，58岁。就诊日期：1997年5月20日。

初诊： 夜间睡眠打鼾严重多年，经确诊为睡眠呼吸暂停综合征。慢性腹泻20余年，每日大便3~4次，不成形，腹部经常隐隐作痛，时发时止。近3~4年喉部发堵，痰多咳嗽，体倦乏力。

［查体］体肥胖，舌质淡胖大有齿痕，苔白腻，脉滑。

［西医诊断］睡眠呼吸暂停综合征。

［中医诊断］鼾眠。

［辨证］脾虚湿蕴，脾病及肺。

［治法］健脾利湿，宣降肺气。

［处方］黄芪15g，柴胡6g，苍术10g，陈皮6g，甘草6g，炒枳壳10g，蝉蜕6g，葛根15g，苏叶10g，枇杷叶10g，桔梗10g，黄连6g，黄芩10g，厚朴10g。6剂水煎服。

二诊： 诉药后夜间睡眠打鼾如前，但腹部已不痛，大便次数减少，每日1~2次，仍不成形，舌脉如前，仍守前方去蝉蜕，加茯苓30g。6剂水煎服。

三诊： 诉服药12剂后大便基本成形，每日1次，已无腹部隐痛，夜里睡眠鼾声减轻，自述药后体重下降10余斤。无乏力气短，苔薄白质淡，脉沉。本着"肺朝百脉"之论，加强活血化瘀，改善血液循环，以利肺脏供氧，以期提高疗效。

[处方] 柴胡10g，黄芩10g，苍术10g，厚朴10g，炒枳壳10g，陈皮10g，桔梗10g，蝉蜕6g，党参10g，白芍10g，甘草6g，丹参15g，当归10g。

按：睡眠呼吸暂停综合征在临床较常见，多见于肥胖男性，男女5:1。该例病人，咳痰多，大便不成形，舌苔白腻，质淡胖有齿痕，脉沉细，为脾虚湿蕴之候。脾气虚弱，土不生金，肺失所养，则肺气亦虚，而见体倦乏力，少气懒言，咳而短气等。脾失健运，水湿内停，聚而为痰为饮，上逆犯肺，影响肺之宣降功能，而出现咳嗽痰多等。故史济招教授选用柴平煎加减健脾运湿，配伍苦桔梗、蝉蜕、苏叶、枇杷叶宣降肺气。因此，病人药后症状减轻。

附：

补中益气汤的现代研究

一、消化系统

消化道的功能主要包括分泌、吸收和运动三个方面。为了探讨补中益气汤在这些方面的调节作用，国内学者做了大量的研究工作。现就能说明问题的一些研究介绍如下。

1. 对胃泌素的影响

胃泌素是消化道激素，由分布在胃肠道黏膜中的内分泌细胞所分泌。它具有多种生理功能，包括吸收、运动、分泌及代谢活动的调节。是消化生理中的一个重要的激素。目前医者十分重视在病理条件下血清中胃泌素水平的变化。

金氏等采用放射免疫法（RIA）用 Schrompf 氏法加以改良，测定了临床脾虚病人及正常人血清胃泌素的水平，发现脾虚病人血清胃泌素水平比正常人显著低下（$P < 0.001$）。他们进一步又测定了脾虚模型动物及空白对照动物的血清胃泌素水平发现，脾虚组平均水平低于空白对照组，两组差异显著（$P < 0.05$）。经用四君子汤（党参、白术、茯苓、甘草）治疗后脾虚动物的血清胃泌素水平有所回升。金氏等在测定脾虚病人胃泌素的同时也测定了胰分泌的淀粉酶的活性，结果显示胰淀粉酶活性下降，说明胃泌素具有促进消化酶的作用。党参、白术、甘草是补中益气汤之主要组成部分，补中益气汤对脾虚病人的胃肠症状如食欲不振，食后腹胀，便溏等可以明显改善或治愈，说明补中益气汤可能通过促进胃泌素分泌而发挥作用的。在金氏之后，许氏发现补中益气汤含药血清对大鼠胃壁细胞胃泌素受体的结合作用有一定影响。其机制可能在于补中益气汤与胃泌素受体竞争性结合。郑氏探讨补中益气汤不同浓度、不同时间段对脾气虚型大鼠血清胃泌素的影响。结果：与模型组比较，补中益气汤中、高剂量组血清胃泌素含量升高（$P < 0.05$，$P < 0.01$），以中剂量组疗效显著；低剂量组变化不明显；四君子汤组血清胃泌素含量亦升高（$P < 0.05$），但效果不如补中益气汤中剂量组（$P < 0.05$）。提示补中益气汤提高脾气虚证大鼠血清胃泌素含量可能是其治疗脾气虚证的机制之一。此外，王氏也通过动物实验证实补中益气汤能升高胃蛋白酶活性及促进其排出。

2. 对小肠吸收功能的影响

张氏等用木糖实验（D-xylose）作为胃肠吸收功能的指标。采用改良的 Sammons 方法测定了 38 名脾虚病人和 58 名正常人尿的平均木糖排出率，发现脾虚者木糖排出率低于正常人（$P < 0.01$）。在给予脾虚病人 23 人服用自制强脾剂（黄芪、白术、茯苓、甘草）治疗后，其木糖排出率明显上升（$P < 0.01$）。说明脾虚病人胃肠吸收功能较正常人低下，运用健脾治疗后有所恢复。补中益气汤为健脾要方，尤其对于脾虚下陷所致的泄泻有良效，又含黄芪、白术、炙甘草，因而说明了补中益气汤对胃肠吸收功能也有良好的作用。王氏通过给家兔灌服补中益气汤水煎剂观察发现：补中益气汤有明显的抑制胃肠排空的作用，促进动物小肠对葡萄糖的吸收。又发现补中益气汤还具有较明显的拮抗肾上腺素引起肠管抑制作用。

3. 对胃动力的影响

近年来国内外学者均公认为胃肠运动系消化期间综合肌电变化（IDMEC）是衡量胃肠运动及其规律极为敏感的指标。IDMEC 1 个周期分 4 个时相，Ⅰ项又称静止期，Ⅰ相延长是胃肠活动减弱的表现。Ⅱ期延长是反应胃活动的增强，又称不规律的峰电活动期。Ⅲ及Ⅳ期时相较为稳定，不受外界影响而有较大的变化。IDMEC 是以峰电发生的数量（频率）分期的，因此峰电的振幅和频率是胃肠功能的指标。

杨氏等采用这种生物电的方法，观察和记录了黄芪煎剂给清醒、健康及空腹的狗灌胃后小肠消化期间综合肌电变化 IDMEC 情况，发现十二指肠Ⅱ相时程延长，空肠Ⅰ相时程缩短，而Ⅱ时相及总周期的时程延长，峰电位增多。说明黄芪具有增强其小肠（主要是空肠）运动和平滑肌紧张度的效应。也说明黄芪延长小肠的兴奋时间。还有实验证实补中益气汤对家兔胃消化机能活动有双项调节作用。既可降低胃机能活动，又能拮抗阿托品对胃活动的抑制，从而调节胃肠的运动功能，小肠是消化和吸收营养成分最重要的部位，因此补中益气汤对小肠活动的增强和调整作用对机体营养成分的吸收、提高健康水平和抗病能力，都有重要作用。

胃肠道的分泌、吸收和运动是相互影响的，尤其是胃泌素等，不仅控制消化酶的分泌，也有促进胃肠道的运动及代谢调节的作用。

4. 对肝脏功能的影响

肝脏也是一个大的消化器官。肝脏功能的减退直接影响到机体的消化功能。

补中益气汤用于肝病治疗的临床报道不少，上海中医药大学施玉华等人从肝的组织学及组织化学角度出发，在实验研究方面做了较深入而细致的探讨。他们把实验小鼠分为三组，一组为正常组，二组是氢化可的松组，三组是补中益气丸组。除第一组外，其他两组均肌注氢化可的松，造成小鼠出现阳虚证。第三组每日注射可的松的同时灌注补中益气汤煎剂。在实验结束时处死小鼠进行组织学研究。结果发现，第二组即氢化可的松组小鼠肝的 RNA 成分减低。肝中许多重要酶如 GDH（谷氨酸脱氢酶），MAO（单胺氧化酶），LDH（乳酸脱氢酶），G-6PH（葡萄糖 -6- 磷酸脱氢酶），G-6-P（葡萄糖 -6- 磷氨酸）等均下降，而在第三组灌服补中益气丸煎剂者可见下降的 RNA 升高，前述降低的酶亦均有上升。说明补中益气丸对肝细胞有保护作用。

　　以上研究为史济招教授用补中益气汤治疗消化系统疾病提供了实验依据。在补中益气汤中加用苦寒、发散等药，看似相反，实则相成，起到了强正蠲邪的作用。如脘腹拘急疼痛加黄芪建中汤等；痛而不喜按，舌质淡暗者加活血片；脘腹冷痛为主者加吴茱萸、桂枝、白芍等；兼见湿阻中焦，舌苔腻者加平胃散；化热者加柴平汤合黄连等；兼见食积不消者加平胃散合鸡内金、枳壳等；胃酸过多者加乌贼骨等；胃溃疡活动出血加茜草、三七；久泄不止者以丹参易当归，加莲子肉、芡实等；如便前伴腹痛则加白芍、防风，寓痛泻要方；若伴肛门灼热者加葛根芩连汤。史教授多用在慢性肝病或急性肝炎慢性活动期，肝区疼痛时加香附、郁金、柴胡加量（气滞性）、白芍、鸡血藤（血虚性）、桃仁、红花、茜草（血瘀性）等；肝脾肿大者加夏枯草、三棱、莪术、鳖甲等；黄疸偏重特别是直接胆红素升高者加茵陈蒿汤。肝硬化腹水同时有脾虚证者加五苓散、防己等；气阴两虚者加猪苓汤。

二、免疫系统

　　国内外不少学者通过实验研究对补中益气汤在免疫系统方面的影响进行了探讨。主要有以下几个方面。

1. 对细胞免疫的影响

　　有人通过动物实验证实，给气虚小鼠灌服补中益气汤后，其外周血 T 细胞的百分率能显著提高。日本学者报告补中益气汤能明显恢复由可的松引起的胸腺萎缩，若用单味药甘草煎剂或黄芪煎剂也能使可的松引起的胸腺萎缩明显恢复。以上均说明本方有提高细胞免疫的作用（亦即扶正的作用）。且其作用与方中的黄芪和甘草含的有效成分有关。

2. 对体液免疫的影响

　　补中益气汤对体液免疫有双向调节作用，日本学者用补中益气汤治疗类风湿关节炎，全身性红斑狼疮，硬皮病及 γ 球蛋白血症，连续服药 28 天后发现：①低蛋白血症的病例显示有增高的倾向。②用药前血清 1g 平均为 2263mg/dl，用药后下降 2086mg/dl，$P < 0.01$，差别非常显著。

3. 对补体及巨噬细胞的影响

日本学者志村圭志郎等就补中益气汤对补体系统及巨噬细胞的作用进行了研究。他们用补中益气汤制剂注入小鼠腹腔内，采取腹腔内的巨噬细胞进行荧光抗体法的观察，发现巨噬细胞上有 C_3 裂解物 C_3b 的结合，同时这些与裂解物 C_3b 结合的巨噬细胞吞噬乳胶的能力加强。由于吞噬能力与抗体无关，所以认为是巨噬细胞本身被激活。用双向交叉免疫电泳法证明补中益气汤能在试管内激活补体，并在人缺乏 C_4 的血清同样被激活。提示激活是通过替代途径发生的。

4. 对 NK 细胞的影响

NK 细胞活性代表机体的天然防御功能，其对靶细胞的杀伤作用远大于杀伤性 T 细胞。日本的铃木辉彦等在研究补中益气汤对体液免疫的影响时，发现服用补中益气汤的病人体内 NK 细胞活性升高，部分含 OKT_3 抗原的 NK 有免疫抑制功能。所以这种抑制功能通过补中益气汤的诱导，作用于 B 淋巴细胞，从而抑制血浆蛋白的产生。米氏研究发现脾虚小鼠 NK 细胞活性明显低于正常，TNF（肿瘤坏死因子）活性远高于正常。服补中益气汤治疗后，两者接近正常范围且与正常对照组无显著性差异。

从以上的研究资料可证实补中益气汤或其中重要的单味药具有调节免疫的功能。

在慢性感染过程中，作为抗原（如细菌、病毒、寄生虫以及其他抗原物质），在进入循环后致敏 T 淋巴细胞引起一系列的免疫反应外，同时激活了 B 淋巴细胞，产生抗体中和抗原。异常情况下，抗原与抗体结合形成免疫复合物沉淀于组织中与补体结合即可产生一系列的炎性反应，造成组织损伤，出现临床上所谓复合性疾病，如风湿病、湿疹、荨麻疹、多发性关节炎、多发性动脉炎以及肾小球肾炎等。异常的免疫反应是个复杂的过程，有些机制并不十分清楚。但目前已知与复合物的大小、抗原抗体的比例及是否能被单核细胞吞噬清除有关。现已证实，抗原多于抗体时可形成大量可溶性复合物。当复合物沉积在组织中

即可激活 C_3 补体引起病变。补中益气汤作用于哪一环节还有待探讨。

以上的研究与中医对脾的认识相一致，证实了脾的防御机能。史济招教授在用补中益气汤治疗与免疫机能有关的疾病时，常根据临床证候加减。如反复上呼吸道感染，或久治不愈者加防风，寓玉屏风散之意；慢性荨麻疹加防风、白鲜皮、地肤子，或过敏煎；对于一些与免疫有关的结缔组织顽症，如白塞病、干燥综合征、重症肌无力等，西医多用激素或免疫抑制剂，治愈机会较少，副作用较多，史济招教授运用补中益气汤为主治疗，在缓解症状和控制病情发展等方面等确实收到一定效果。

三、心血管系统

引起心血管方面疾病的因素较多，有些机制至今尚不明了。但已经肯定的有心血管本身组织结构的病变，目前认为血管内皮细胞的损伤可能起关键性的作用，而免疫功能的异常又是导致血管内皮细胞损伤的一个重要原因。有人发现冠心病病人血清 LgG、C_3、C_4 水平明显升高（$P < 0.001$）。说明冠心病与免疫的关系已不能忽视，由于补中益气汤调节免疫功能的作用已被证实，从而为用补中益气汤治疗冠心病提供了理论依据。另外与管腔舒缩障碍、高血液黏滞等因素也有相当密切的关系。故临床的治疗亦多用扩管和抗凝的方法。其主药黄芪对心血管的作用已得到证实，有人采用静脉注射垂体后叶素的方法制作心肌缺血动物模型，当静脉给予黄芪冻干粉治疗后心电图上降低的 ST 段及 T 波明显升高甚至恢复正常。石氏通过动物实验证实黄芪可以拮抗氯化钾和组织胺的缩血管作用，从而得出黄芪能预防冠脉的收缩而用于心血管疾病的预防方面。以往有研究当归有钙通道阻断作用，且能缓解冠脉痉挛，增加冠脉血流量和抗心肌缺血和抗心律失常的作用；陈氏观察到当归注射液对家兔心肌缺血再灌注时心功能降低及心肌细胞损伤具有明显的保护作用。另外补中益气汤中其他要药如白术能扩张血管和抗凝；甘草能阻止冠状动脉粥样硬化的形成也有报道。这些组成补中益气汤的主要药物在治疗心血管病中均起到了非常重要的作用。

史济招教授在临床中遇到循环系统疾病病人出现气短、胸闷、动则汗出，舌淡，体胖，边有齿痕者常用补中益气汤主之。伴有血瘀者加活血化瘀药如红花、川芎、丹参。现代药理研究红花、川芎、丹参具有扩张冠状动脉，增加冠脉血流量，降低心肌耗氧等作用，红花有减轻急性心肌缺血，有抗心律失常的作用，川芎抑制血小板聚集，丹参能抗血栓形成；心前区疼痛者加白芍、瓜蒌、薤白缓急止痛，行气祛瘀。白芍有增强心肌血流量，增强心肌收缩力的作用，可使心律不齐复常，瓜蒌薤白半夏汤亦能扩张冠状动脉，增加冠状动脉流量，动物实验证实能提高常压缺氧耐受力，并抑制血小板聚集；阳虚者加桂枝；水气凌心伴水肿者加茯苓、桂枝；阴火上扰心神者加用黄连、知母；伴有失眠、健忘者加炒远志、炒枣仁，或加孔圣枕中丹；伴有高血压时加夏枯草。

四、血液系统

有研究证实，补中益气汤中黄芪、党参能使外周血液中红细胞、血红蛋白和白细胞量增多，并促进骨髓细胞 DNA 及蛋白的合成。另外参、芪还可以抑制血小板聚集。当归能使血小板数增多。有学者以脾集落测定等实验血液技术，研究当归多糖对小鼠多能造血干细胞（CFU-S）增殖分化的影响表明，注射当归多糖可使 CFU-S 生成数显著增加，并能促进 CFU-S 分化，亦能防止受辐射小鼠脾脏进一步萎缩，提高股骨 CFU-S 计数；经当归多糖体内外刺激脾细胞和腹腔巨噬细胞，其培养上清液能显著促进 CFU-S 增值。上述实验提示，当归多糖可能通过直接或间接途径刺激造血微环境中的巨噬细胞、淋巴细胞等，促进其分泌造血因子，进而促进 CFU-S 增殖分化。以上说明，补中益气汤用于治疗血液系统疾病之所以有效与它的药物组成有直接关系。

中医认为脾运化水谷精微化生血，又以统血的功能使血液正常地循行于脉管中，由此可见，血液的生化与运行离不开脾的作用。脾气不足，血无以化生，临床可见贫血；脾统血力弱，又可出现多种出血症状。史济招教授用补中益气汤治疗贫血、真红细胞增多症、血小板减少性紫癜、过敏性紫癜等取得了较好的临床疗效。如贫血者加枸杞子、菟丝子、女贞子、鸡血藤、白芍等，同时伴有阴虚证者可加鳖甲、龟甲；伴有血瘀者加活血片；伴有血热者加黄连；出血者加茜草、三七、炒蒲黄等。

五、肿瘤

恶性肿瘤严重威胁着人类健康。目前治疗恶性肿瘤的方法多采用手术治疗、放射治疗和化学药物治疗等方法。但这些治疗方法因其毒副作用较大、易产生耐药性，而使其在临床应用中受到一定的限制。因此，从传统医药中筛选抗癌新药，日益受到国内外学者的青睐。有学者通过补中益气汤的研究，认为中药很可能是一类很有前途药物。如有学者采用小鼠皮下种植癌细胞的方法观察补中益气汤的抑癌作用。方法：移植前 7 天、3 天、当天经口给予小鼠补中益气汤。结果：移植前 7 天给予补中益气汤组，明显抑制癌增殖。移植前 3 天给药组和移植前 7 天给药组作用接近。移植当天给药组未见疗效。由此可以认为补中益气汤对癌的抑制并不是直接杀伤作用，而是通过机体免疫机制抑制细胞增殖。为明确补中益气汤抗癌的作用机制，该学者又对 NK 细胞抗癌活性进行了研究。以 ^{31}Cr 标记癌细胞，再用闪烁计数器测定其放射活性，评价 NK 细胞的抗肿瘤活性。结果表明补中益气汤能不同程度增强 NK 细胞对各种癌细胞的杀伤活性。同时 FACS（荧光激活细胞分类器）检测用药前后 NK 细胞的变化，结果表明补中益气汤增强 NK 细胞活性的机制在于增强单个细胞杀伤活性的结果。此外，补中益气汤对 T 细胞如 CD_8^+T 细胞、CD_4^+T 细胞亦有激活作用。黑龙江中医药大学学者采用动物体内移植肿瘤的方法，观察了补中益气汤对 S_{180} 荷瘤小鼠实体瘤瘤重的影响以及对 H_{22} 荷瘤小鼠生存时间的影响。实验研究的结果表明，补中益气汤对 S_{180} 荷瘤小鼠瘤体生长具有明显的抑制作用，对 H_{22} 荷瘤小鼠的生命具有明显的延长作用。韩氏用细胞培养法观察补中益气汤对实体癌病人外周血淋巴细胞微核的影响。实验分三组，一组为实体病人组，一组为正常对照组，一组为实体癌掺入补中益气汤组。结果表明：实体癌患者淋巴细胞微核率明显高于正常人（$P < 0.01$）；而补中益气汤在一定程度上可降低微核率（$P < 0.02$）。说明补中益气汤在抗染色体损伤细胞突变方面的作用是不可忽视的。此与以往季氏对补中益气汤的抗突变及抗肿瘤作用的观察结论相一致。

此外，补中益气汤具有提高环磷酰胺的抗癌活动的作用，同时也可降低该药的毒副作用。以上可以看出，补中益气汤用于肿瘤的治疗很值得关注。

中医通过长期临床实践认为肿瘤的形成与肝脾两经密切相关。认为肿瘤为"蓄毒"所生，肿瘤本身虽为"邪"，但追其原本，与正气不足有关。故有"积之成者，正气不足而后邪气踞之"之说。其病机为，脾虚生痰，脾虚肝强，肝郁气滞，气滞血瘀，亦可导致气、血、痰凝聚成瘤；亦可由肝气郁结，引起气滞血瘀，肝郁侮脾而引起气、血、痰凝聚成瘤。由此看来，脾虚是肿瘤形成的重要环节。因此将补中益气汤用于肿瘤的治疗不无道理。治法主要是健脾化痰，疏肝理气，佐以活血化瘀及软坚散结。史济招教授认为恶性肿瘤单用中医治愈的机会虽然少，但用中医或中西医结合治疗在延长寿命或提高生活质量方面优越于单纯西医治疗。临床中补中益气汤主用于肿瘤手术后，或放化疗中，或放化疗后的辅助治疗，以预防肿瘤的复发，减少放化疗的副作用为主要目的。

将补中益气汤与放化疗同用即可避免一些副作用的产生，如食欲不振、恶心、呕吐、腹泻，或脱发，或血常规下降等。当一些病人体质本身问题或化疗剂量过大，则副作用会比较剧烈，史济招教授主张可随症加味。如食欲不振时加鸡内金消食健胃，脱发时加枸杞子、菟丝子；还有一些接受放疗的病人常出现口干口黏，舌红少苔阴虚证时，加沙参、麦冬护阴，如舌苔发黄还选加连翘、金银花、黄连协助清热并佐制补中益气汤的温性。在化疗过程中，白细胞下降过低时，史济招教授建议中西结合，加用升白细胞的西药。因为西药作用迅速，可以避免中断化疗。

总之，补中益气汤作用广泛，已被历代医家所推崇。起至今日仍有不少学者对其作用机制进行深入探讨，为临床应用起到了积极的指导作用。

参考文献

[1] 许琦，王汝俊，陈芝喜，等.补中益气汤含药血清等对大鼠胃壁细胞胃泌素受体结合作用的影响[J].中药药理与临床，2002，18（6）：1~2.
[2] 郑小伟，王颖，宋红.补中益气汤对脾气虚证大鼠血清胃泌素影响的实验研究[J].中华中医药杂志，2006，21（7）：393~395.
[3] 米娜，陈其御，吴敏毓.补中益气汤对小鼠非特异性免疫功能的影响[J].中国中西医结合脾胃杂志，1999，7（4）：206~208.
[4] 李滨，齐凤琴，李燕敏，等.补中益气汤抗肿瘤作用的实验研究[J].中医药学报2006，34（1）：22~23.

第二节 其他经典方剂

一、黄芪建中汤(《金匮要略》)

[组成]黄芪 15g,桂枝 10g,白芍 10g,生姜 3 片,大枣 3 枚,甘草 6g,饴糖 30g。

[功用]温补脾胃,缓急止痛。

[主治]脾胃虚寒,症见胃脘痛,面色无华,自汗,肢体倦怠,心悸气短,舌质淡,苔薄白,脉弦或细弦。

[适应证]①胃及十二指肠溃疡(虚寒型);②关节痛、腿痛(风寒湿型),常同时加用防风 10g,秦艽 10g,羌活、独活各 10g 及活血化瘀之品如鸡血藤 30g,王不留行 15g,川芎 6g 等以达到温经散寒,通络止痛。用此方时可省略饴糖。

史教授常用该方治疗胃溃疡或十二指肠球部溃疡,其应用指征常有以下几点。①脘腹疼痛兼有喜温喜按者。②中虚无热邪,便溏或偏结喜热饮食者。③口干喜饮,舌苔薄白,舌质淡胖,脉沉细者。

病案举隅

例1:史某,女,26 岁。就诊日期:1998 年 3 月 10 日。

初诊:胃脘疼痛 4~5 年,加重 2 个月余,多在餐后疼痛。进食生冷硬食物疼痛加重,泛酸呕吐清水,纳差,大便不成形,偶有气短心慌,舌淡,脉沉细。

[西医诊断]慢性胃炎。

[辨证]脾胃虚寒。

[治法]温中补虚,缓急止痛。

[处方]黄芪 15g,桂枝 10g,白芍 10g,吴茱萸 5g,黄连 6g,炒枣仁 15g,炒远志 10g,生姜 3 片,大枣 3 个,炙甘草 6g,厚朴 10g,炒枳壳 10g。

6剂水煎服。

二诊：药后胃脘疼痛明显好转，自行服药30剂疼痛消失而停药，近来疼痛又反复，泛酸。平素喜温热饮食，大便稀，每日1~2次，受凉后胃脘疼痛加重，舌淡有齿痕，脉沉细。仍守原法拟方。

[处方] 黄芪15g，桂枝10g，白芍10g，吴茱萸5g，黄连6g，苍术10g，厚朴10g，陈皮10g，炒枳壳10g，甘草6g，葛根10g，生姜3片，大枣3个。12剂，每日1剂。

例2：刘某，男，27岁。就诊日期：1998年12月20日。

初诊：胃脘疼痛，反复发作10余年。多于饥饿时疼痛，进食后可以缓解，多在夜里疼痛，喜温喜按，嗳气泛酸，乏力气短，手足发凉，平时喜温热饮食，无呃逆，舌淡苔薄白，脉沉细，8月份曾在内蒙古医学院行纤维胃镜检查，诊断十二指肠球部可见0.8cm×1.0cm大小之溃疡。

[西医诊断] 十二指肠球部溃疡。

[中医诊断] 胃脘痛。

[辨证] 脾胃阳虚。

[治法] 温中补虚。

[处方] 黄芪15g，桂枝10g，白芍15g，生姜10g，大枣10枚，吴茱萸3g，黄连3g，白术10g，党参10g，炙甘草10g。

二诊：1998年12月2日。服药12剂，胃脘疼痛明显好转，食欲不佳，大便不成形，舌脉同上，仍守原法。以原方加鸡内金15g，白扁豆15g，14剂水煎服，拟返回原籍。

三诊：1999年3月5日。自述返回家中服完14剂，胃脘疼痛消失，在当地医院取药30剂，并配丸药服用，胃已不痛，出差来京。复查胃镜，溃疡已愈合，瘢痕形成。再服12月2日处方14剂配丸药一料，以固疗效。

例3：黄某，女，35岁。就诊日期：1999年9月9日。

初诊：周身关节疼痛，怕凉怕风7~8年，多为关节疼痛，局部不肿，有时肩关节也疼痛。症状逐渐加重，有时胃脘不适，呃逆，不泛酸，常乏力，平时喜温热饮食，大便偏干。舌淡黄苔，脉沉细，ESR25mm/1h，CPR（－），抗"O"（－）。

［西医诊断］关节痛。

［中医诊断］痹证。

［辨证］风寒湿郁表，脾胃不和。

［治法］散风祛湿除痹痛，温中和胃。

［处方］小建中汤加减。

黄芪 15g，桂枝 10g，白芍 10g，吴茱萸 5g，鸡血藤 30g，川芎 6g，当归 15g，防风 10g，羌活、独活各 10g，秦艽 10g，桃仁 10g，红花 15g，葛根 15g，茜草 30g，炙甘草 6g。

二诊：1999 年 10 月 14 日。服药 30 余剂关节痛好转，胃痛也改善，但受凉后仍有不适，大便正常，舌淡脉沉细，仍守原方配丸药 1 料，续服。

三诊：1999 年 11 月 11 日。药后关节疼消失，并在当地检查 RF（－），CPR（－），ESR15mm/1h。守方再配丸药 1 料，以固疗效。

二、补阳还五汤（《医林改错》）

［组成］黄芪 15~30g，当归尾 15g，赤芍 10g，川芎 6g，桃仁 10g，红花 10g，地龙 15~30g。

［功用］补气、活血、通络。

［主治］中风后遗症，症见半身不遂，口眼歪斜，口角流涎，言语不利，尿频数或遗尿，大便干燥（秘结时可加生地）。

［适应证］①脑血管病；②冠状动脉粥样硬化症；③血管栓塞性疾病（包括栓塞性动静脉炎）。

医 病案举隅

例 1：刘某，男，42 岁。就诊日期：1997 年 8 月 12 日。

初诊：头晕，气短乏力，耳内发堵，手科，睡眠差，有时干活不灵活，饮食大便正常。舌苔薄白质暗，脉弦、曾行西医检查为：颈椎病，后循环缺血。

［西医诊断］颈椎病，后循环缺血。

[辨证] 气虚血瘀。

[治则] 益气活血化瘀。

[处方] 拟以补阳还五汤加减。

黄芪 15g，桃仁 10g，红花 10g，当归尾 15g，川芎 6g，赤芍 10g，地龙 15g，炒枣仁 10g，炒远志 10g，茜草 30g。

服药 12 剂乏力症状消失而停药。近 1 月余又出现头晕，双手活动不灵活，且用不上力，饮食大便正常，仍守原法，守方去炒枣仁、炒远志、茜草，加京三棱 6g，莪术 6g，怀牛膝 5g，14 剂水煎服，每日 1 剂，电话随诊，药后未见复发。

例 2： 迟某，女，67 岁。就诊日期：1997 年 5 月 6 日。

初诊： 间断性头痛、头晕，重时伴有恶心近 40 年。平素血压轻度增高，睡眠不好，多为入睡困难，心悸乏力，时有耳鸣，下肢麻木，食欲尚可，大便干稀规律，以稀为多。曾用龙胆泻肝丸、杞菊地黄丸、天麻杜仲丸，初始似有好转，但后来无济于事。近年来，头痛缠绵，不思理事。脉细弦，舌暗、稍胖，苔腻。

[中医诊断] 头痛。

[辨证] 气虚血瘀。

[治法] 益气活血。

[处方] 补阳还五汤加减。

黄芪 15g，桃仁 10g，红花 10g，当归 10g，川芎 6g，赤芍 10g，熟地 10g，泽泻 10g，地龙 10g，鸡血藤 30g，丹参 15g，王不留行 10g。

2 周后复诊，头痛减轻。睡眠欠佳，加远志、菖蒲各 10g。

按：病人年迈，天癸渐竭，脾气虚弱，致使清气不升，浊气不降，故而头痛头晕，且常伴恶心、大便不调；气虚血瘀，故而心悸乏力，下肢麻木；中焦交通力弱，影响心肾相交，故而眠差耳鸣。舌暗稍胖，脉细弦亦为气虚血瘀之表现。由此可见，本例为气虚血瘀，并非湿热，亦非阳亢，故用龙胆泻肝丸、杞菊地黄丸及天麻杜仲丸或能解决一时，但不可能解决根本。

例 3： 李某，男，71 岁。就诊日期：1997 年 11 月 18 日。

初诊： 全身筋骨发紧，疼痛近半年。全身筋骨发紧与天气变化无关，无明显着凉史。平时经常头晕眠差，每日仅睡 4 小时，食欲尚可，有时小腹疼痛，不伴腹胀。疲惫不明显。大便每日 1 次，但秘结成球状。

[查体]一般情况好，腹部无明显压痛，肝脾未及，四肢无红肿或变形。脉细滑弦，舌暗，苔薄白。

[西医诊断]身痛待诊。

[中医诊断]血痹。

[辨证]气血双虚，气虚血瘀。

[治法]补益气血，活血化瘀。

[处方]黄芪 15g，桃仁 10g，红花 10g，生地 10g，川芎 10g，当归尾 10g，赤芍 10g，地龙 15g，炒枣仁 10g，炒远志 10g，鸡血藤 30g，丹参 15g，王不留行 10g。7 剂水煎服。

二诊：时间 1997 年 11 月 25 日。上方服用 1 周后复诊，后背发紧仍存，冷时加重。小腹发凉发紧。头晕眠差未见好转。但整体症状有缓解，大便也有改善。舌暗红，苔薄白，脉细弦。

继宗前法加强温经通络，上方加桂枝 10g，再加合欢皮 15g 以安神和血，并舒筋骨。

三诊：时间 1997 年 12 月 2 日。又服 1 周后述：后背发紧及小腹发凉发紧症状全部消失，但头晕没有好转。原方去桂枝，加葛根 30g。葛根既能升清降浊又可改善血液循环，针对头晕而用。1 周后又来就诊，诸症皆消，尤其头目清爽，精力充沛，更使病人感到高兴。遂将原方配制成水丸巩固疗效。

三、平胃散（《和剂局方》）

[组成]苍术 10g，厚朴 10g，陈皮 6g，生姜 3 片，大枣 3 枚，甘草 6g。

[功用]苦温燥湿，健运脾胃。

[主治]湿困脾胃，气机不畅，症见胸闷，脘腹胀满，恶心、呕吐，食欲不振，便秘或腹泻、苔腻、脉滑。

[适应证]贲门失弛缓症，术后腹胀，慢性胃炎，慢性肝炎（湿热内蕴型舌苔黄腻者加柴胡、黄芩各 10g）。

病案举隅

例1：杨某，男，26 岁。就诊日期：1998 年 4 月 14 日。

初诊：胃脘不适 1 月余。上腹部灼热感，泛酸，服雷尼替丁有效。进食凉饮后症状加重，饥饿时上腹部疼痛，进食后可缓解，大便正常。13 岁因十二指肠溃疡穿孔行修补术。

［西医诊断］慢性胃炎。

［中医诊断］胃痛。

［辨证］脾胃不和。

［治法］健脾和胃。

［处方］厚朴 10g，白术、苍术 10g，炒枳壳 10g，陈皮 6g，吴茱萸 6g，茯苓 15g，黄连 10g，炙甘草 6g，半夏 3g。7 剂水煎服。

1 周后复诊，症状减轻，继上方 14 剂巩固疗效。

例2：赵某，女 51 岁。就诊日期：1997 年 11 月 4 日。

初诊：上腹部饱胀感 20 余日，打嗝不畅，口干口苦，不思饮水，口黏腻，胃脘发胀，喜温热食物，恶风出汗，咳嗽，舌淡暗有齿痕，苔薄腻，脉滑。

［西医诊断］慢性胃炎。

［辨证］营卫不和，中焦湿滞化热。

［治法］调和营卫，清热燥湿健脾。

［处方］平胃散加减。

苍术 10g，厚朴 10g，陈皮 10g，枳壳 10g，炒枣仁 10g，炒远志 10g，焦神曲 10g，炙甘草 6g，桂枝 10g，白芍 10g。6 剂水煎服。

二诊：1997 年 11 月 11 日。药后情况好转，上腹部已不发堵，偶有饱胀感，口干汗出均改善。胃内仍有灼热感，呃逆。舌淡暗，有齿痕，苔微腻。仍守原法，守方加神曲 20g，半夏 3g，知母 15g。病情稳定。

例3：吴某，男，已婚，40 岁。就诊时间：1983 年 4 月 20 日。

初诊：持续发热数月。年初开始感觉乏力，头脑不清，似乎有些发热。测量体温，开始时在 37.1℃~37.3℃，近 2 个月来体温波动在 37.5℃~38.5℃之间。自觉食欲不佳，伴有口苦、口干、口黏，不思饮水。上腹和两胁胀满，饭后尤甚。大便含大量黏液，不畅，肛门灼热，尿黄。平时病人一直感到胸闷肢重，睡眠尚好。

［既往］有急性黄疸型肝炎史。HBsAg一直阳性，ALT波动在50U/L上下。

［查体］一般情况良好。巩膜轻度黄染。全身浅表淋巴结不大。心肺正常。触诊肝脏下缘在肋缘下3cm，脾恰及。四肢未见特殊。膝腱反射正常。舌质红，苔黄腻，脉弦滑。

［辅助检查］ALT 150U/L，TBil 42.75μmol/L，DBil 8.55μmol/L，TTT 15U，TFT（++），HBsAg（+），肝、脾、胆及胰腺B超均未发现异常。

［诊断］发热，慢迁肝急性发作。

［辨证］肝脾不和，湿热内蕴。

［治法］调和肝脾，清热燥湿。

［处方］柴平煎加减。

柴胡10g，黄芩10g，苍术10g，厚朴10g，陈皮6g，茯苓15g，香附10g，白芍10g，郁金10g，茵陈15g，黄连6g，黄柏10g，秦皮10g。12剂水煎服。

二诊：服药1周体温下降至正常，饮食改善，上腹胀明显减轻，大便仍然溏，但是黏液减少，并且比以前通畅。再服上方至12剂后，情况更加好转，体温一直保持在正常。自觉头脑清醒。大便软，每日1次，黏液消失。肢重减轻，口干口苦的症状已经不复存在了。嘱病人再服12剂后复查肝功能。复查时症状基本消失。舌苔薄白微腻，舌质淡，脉细滑。转氨酶正常，TTT 9U，TFT（+），HBsAg（+）。嘱以下方6剂，共研细末，以蜜为丸，每丸重9g，日服2次，每服1丸。处方如下。

［处方］柴胡10g，黄芩10g，苍术10g，厚朴10g，陈皮6g，茯苓15g，炙甘草6g。

随诊：服丸药2个月后，情况很好，无任何不适。食欲好，二便正常，睡眠也好。肝功能均恢复正常，仅HBsAg仍然阳性。

四、逍遥散（《和剂局方》）

［组成］柴胡10g，当归10g，白芍10g，白术10g，茯苓10g，甘草6g，

薄荷 6g，煨姜 3g。

［功用］疏肝解郁，养血健脾。

［主治］肝郁脾虚，症见两胁作痛，胸闷嗳气，头痛目眩；少食乏力或妇女月经不调，乳房作痛，舌淡红、脉细弦。手心热者加栀子 10g，丹皮 10g，即加味逍遥散或丸方。

［适应证］慢性肝炎（肝脾不和型）、神经官能症、月经不调、乳腺增生（或囊性乳腺病），后者可加桃仁、红花各 10g，夏枯草 30g。

［附注］实验室证明方中柴胡及甘草合用可防治大白鼠实验性肝损伤（CCl_4 所致），表现在肝脏变性、核糖核酸及肝糖原含量恢复或接近正常，血清转氨酶活性下降，因此考虑本方有抗肝损害的作用。

病案举隅

例 1：张某，女 47 岁。就诊日期：1997 年 6 月 12 日。

初诊：胃脘疼痛 1 月余，胃脘胀，饭后嗳气泛酸，呃逆，肝区痛，两胁胀，大便不成形，每日 1 次，乏力气短，平时性情急躁，爱生气，喜温热饮食，口干口苦。曾在外院行胃镜检查为浅表糜烂性胃炎。舌淡暗，苔白腻，脉沉。

［西医诊断］慢性胃炎。

［中医诊断］胃脘痛。

［辨证］肝郁气滞，脾胃不和。

［治法］疏肝理气，健脾和胃。

［处方］柴胡 10g，白芍 10g，当归 10g，黄芪 15g，党参 10g，苍术、白术各 10g，升麻 4g，陈皮 10g，丹参 15g，黄连 6g，黄芩 10g，厚朴 10g，炒枳壳 12g。7 剂水煎服。

二诊：1997 年 6 月 17 日。药后胃脘疼痛，胃胀好转，食欲好，大便已成形，两胁胀消失，寐差，苔白腻，舌淡暗，脉沉细，证属脾胃不和，湿热内蕴。

［处方］柴胡 10g，白术 10g，茯苓 15g，升麻 4g，黄芩 10g，厚朴 10g，陈皮 6g，炒枳壳 15g，柏子仁 10g，炒枣仁 10g，远志 10g，甘草 6g，黄芪

15g，党参 20g，苍术 10g。

例 2：马某，女，45 岁。就诊日期：1992 年 3 月 11 日。

初诊：持续发热 4 个月。近 1 年以来，乏力懒动，食欲不佳，劳累后肝区胀痛，近 4 个月以来出现低热，37.1℃~37.3℃，近 2 个月上升至 38℃~38.5℃。伴口苦、口干、情绪不稳定，易于激动、发怒，有委屈感，爱哭泣。大便溏、量少、不畅。

［既往］1965 年水肿、肝大史。

［查体］一般情况尚好，手心热，颈部可触及淋巴结，活动度好，心肺正常，肝肋下 2cm 处可及，质软，脾恰及。舌红苔薄黄，脉弦。

［辅助检查］肝功 ALT：461U/L，B 超：肝肋下 1.5cm，脾、胰未见异常。

［西医诊断］发热，慢性迁延性肝炎。

［中医诊断］发热。

［辨证］肝郁脾虚，郁而化热。

［治法］疏肝健脾，清利湿热。

［处方］加味逍遥散。

柴胡 10g，当归 10g，白术 10g，茯苓 15g，栀子 10g，丹皮 10g，香附 10g，黄芩 10g，茵陈 15g。7 剂水煎服。

上方服 7 剂，体温正常，嘱病人继续服药 1 个月后复查。服药半月时自觉良好，肝区不痛，大便基本成形，偶有便溏。服药共 60 剂复诊，症状消失，情绪稳定，肝功正常。

五、葛根芩连汤（《伤寒论》）

［组成］葛根 15g，黄芩 10g，黄连 6g，甘草 6g。

［功用］燥湿清热。

［主治］湿热下注，症见腹痛下泻黏液或黏液血便，气秽，肛门灼热，小便赤黄，舌苔黄腻，脉滑数。

［适应证］细菌性痢疾，溃疡性结肠炎（如全身情况差，见乏力，食欲不振，消瘦，病情缠绵者，可合用补中益气汤）。

📝 病案举隅

例1：李某，男，32岁，工人。就诊日期：2000年3月14日。

初诊：慢性腹泻3年余，每日大便2~3次，含黏液，无脓血，便后下坠感，肛门灼热，乏力气短，食欲好，进食生冷则易腹泻，腹部隐痛，痛后即变，腹不胀。肠镜诊断为"溃疡性结肠炎"。舌淡暗，苔薄白，脉沉细。

[西医诊断] 溃疡性结肠炎。

[中医诊断] 泄泻。

[辨证] 脾虚湿热下注。

[治法] 健脾利湿，清利下焦湿热。

[处方] 葛根15g，黄芩10g，黄连6g，甘草6g，黄芪15g，党参10g，白术10g，升麻4g，柴胡4g，丹参15g，陈皮6g。7剂水煎服。

二诊：2000年3月21日。药后乏力好转，大便已成形，下坠感也较前好转，肛门已不热，仍气短，偶有腹痛，舌脉同上，仍守原法，处方如下。

[处方] 黄连6g，黄芩10g，葛根15g，甘草6g，茯苓15g，川芎10g，黄芪15g，党参10g，白术10g，升麻10g，柴胡4g，丹参15g，陈皮6g。

三诊：2000年4月11日。药后大便成形，乏力、气短消失，已无腹痛，腹胀多梦，两胁胀，性情烦躁，舌淡苔薄白，舌有齿痕，脉沉细。治以舒肝健脾。

[处方] 柴胡10g，白芍10g，郁金10g，茯苓15g，合欢皮15g，黄连6g，甘草6g，葛根15g，黄芪15g，党参10g，白术10g，陈皮10g，升麻10g，丹参15g，白芷10g。

例2：张某，男，33岁，1997年3月12日就诊。

初诊：脐周疼痛2年余，大便不成形或先硬后溏，便前腹痛，便后疼痛缓解，周身乏力，口黏口涩，胃脘发胀，呃逆。舌淡暗，脉沉。

[既往] 胃镜检查为慢性胃炎，大便常规（－）。

[西医诊断] 慢性胃炎。

[中医诊断] 腹痛。

[辨证] 脾胃湿热。

[治法] 健脾和胃，燥湿清热。

［处方］葛根 15g，黄连 6g，黄芩 10g，甘草 6g，黄芪 15g，党参 10g，苍术、白术各 10g，升麻 4g，柴胡 10g，丹参 15g，白芍 10g，陈皮 6g，厚朴 10g，炒枳壳 10g，防风 10g。14 剂水煎服。

二诊：1992 年 6 月 26 日。上方服用 3 个月，二诊药后胃脘胀、呃逆好转，偶有脐周痛，矢气后缓解，便前腹部不适。便后缓解。大便接近成形，苔腻舌淡脉细。上方加茜草 10g，以加强血液循环，促进肠道修复。

三诊：1992 年 7 月 24 日。服药后脐周已不痛，大便正常，偶有乏力，饮食好，基本无不适，舌苔薄白质暗，脉弦。仍守原法按原方取药 6 剂水煎服，每日 1 剂。再取药 6 剂配丸药，以固疗效。

例3：申某，女 30 岁。就诊日期：1997 年 11 月 11 日。

初诊：胃脘不适，痞闷、呃逆 2 月余，伴大便不成形，有时有排不尽感，发黏，有时肛门灼热，口淡无味，腹部发胀，两胁胀。舌淡苔白微腻，脉细滑。

［西医诊断］慢性胃炎。

［辨证］大肠湿热，肝胃不和。

［治法］健脾清热运湿，疏肝理气和胃。

［处方］葛根芩连汤合柴平煎加味。

葛根 15g，黄连 6g，黄芩 10g，炙甘草 6g，黄芪 15g，党参 10g，苍术、白术各 10g，升麻 4g，柴胡 10g，厚朴 10g，陈皮 6g，炒枳壳 10g，丹参 15g。

二诊：1997 年 11 月 19 日。药后症状好转，但饭后胃脘痞闷、发胀，嗳气，大便稀。

［辨证］脾虚湿蕴，大肠湿热。

［治法］健脾利湿。

［处方］补中益气汤合葛根芩连汤加减。

上方厚朴、苍术，加黄芪 5g，升麻 4g，柴胡 4g，白术 10g。

三诊：1997 年 12 月 11 日。胃脘不适，发堵感，呃逆为主诉就诊，但有大便排不尽感，发黏，有时肛门灼热。大肠获病，腑气气机受损，必定影响脾胃功能，故病人有胃脘不适，发堵感，呃逆。守方加姜半夏 6g，服药近 1 月，大便已成形，以往排便不畅、发黏，有时肛门灼热等症消失，胃脘发堵已愈，呃逆亦未再发作。

六、桂枝汤（《伤寒论》）

[组成] 桂枝 10g，白芍 10g（原方白芍加倍），生姜 3 片，大枣 3 枚，甘草 6g。

[功用] 解肌发表，调和营卫。

[主治] 治风寒感冒表虚者，症见发热头痛汗出恶风，四肢关节肌肉疼痛，苔薄白脉缓者；营卫不调者，症见微热、汗出，时而恶寒，有汗，脉缓（多见病后恢复期或产后虚弱者）。

[适应证] 表虚风寒感冒；慢性胃炎；慢性荨麻疹（遇冷易发者）；女性绝经期汗出忽来忽去无定时，病后体虚自汗不止伴有微热感者均可用。

例：张某，男，48 岁。就诊日期：1998 年 8 月 18 日。

初诊：阵发性出汗半年余，上半身出汗，汗出后发凉恶心，周身酸楚，自觉出凉汗，乏力，寐差，口苦，饮食二便正常，舌淡舌边光红，脉沉滑。

[西医诊断] 自主神经功能紊乱。

[中医诊断] 汗证。

[辨证] 营卫失调，卫气不固。

[治法] 调和营卫，补气固表。

[处方] 桂枝 10g，白芍 10g，生姜 3g，大枣 4 枚，炒枣仁 10g，炒远志 12g，黄连 6g。7 剂水煎服。

二诊：1998 年 8 月 28 日。药后出汗明显减少，出汗后仍感乏力，饮食二便正常，舌脉同上，仍守原法方加黄芪 15g，麻黄根 10g，7 剂水煎服。

4 个月后随诊，述其上述症状全部消失。

七、苇茎汤（《千金要方》）

[组成] 薏苡仁 15~30g，苇茎 30g，冬瓜仁 10g，桃仁 10g。

[功用] 清肺化痰，逐瘀排脓。

［主治］肺病，症见咯吐黄痰脓血、胸中隐痛，咯时尤甚，口干咽燥、脉滑数，苔黄或黄腻。

［适应证］支气管扩张；鼻窦炎（加辛夷、菖蒲）；慢性支气管炎；肺部感染；化脓性扁桃体炎；肺脓肿（对病程长、病情不易控制者可与补中益气汤合用）。

病案举隅

例1：田某，女，56岁。就诊日期：2000年1月13日。

初诊：感冒后咳嗽1周。咯黄痰，痰中无血，质黏不易咯出，偶有胸痛，无发热，无咽痛，口干喜饮，乏力，食欲正常，睡眠不佳，易醒，醒后难以入寐。大便正常。甲状腺癌术后1年。舌红，苔白，脉沉细。

［西医诊断］上呼吸道感染。

［中医诊断］咳嗽。

［辨证］痰热蕴肺。

［治法］清热化痰，宣肺止咳。

［处方］芦根30g，冬瓜子30g，生薏苡仁30g，桃仁10g，桔梗10g，浙贝母10g，生石膏30g，杏仁10g，生黄芪15g，生甘草6g，远志10g。7剂水煎服。

1周后复诊，咳嗽减轻，痰色变白，痰量减少，但仍不易咯出。继用上方去生石膏加麦冬10g。又服7剂，症状基本消失。

例2：毕某，男，30岁。就诊日期：1999年12月16日。

初诊：感冒后鼻塞，涕稠，发黄，晨起症状明显，夜间鼻塞严重，只能张口呼吸，伴有口干，喜饮水，低热。食欲正常，大便成形，每日2次。舌暗，苔白腻，脉弦滑。耳鼻喉科诊断为鼻窦炎。

［西医诊断］鼻窦炎。

［中医诊断］鼻渊。

［辨证］痰浊蕴于肺窍。

［治法］祛痰浊，开肺窍。

［处方］芦根30g，冬瓜子30g，生薏苡仁30g，桃仁10g，桔梗10g，川

芎 10g，辛夷 10g，银花 10g，连翘 10g，生甘草 6g，远志 10g。7 剂水煎服。

二诊：药后于 12 月 23 日复诊。症状有减，夜间鼻腔仍堵感，影响睡眠。体温正常。继用上方，加鱼腥草 30g，石菖蒲 19g，升麻 6g。14 剂水煎服。

病人述药后效果很好，偶有鼻塞，已无大碍。

八、玉屏风散（《世医得效方》）

［组成］黄芪 15g，白术 10g，防风 10g。

［功用］益气固表，止汗。

［适应证］①汗后身冷；②慢性荨麻疹；③过敏性鼻炎。

病案举隅

例1：谢某，女，45 岁。就诊日期：1999 年 9 月 28 日。

初诊：频繁易汗 2 个月。汗后身冷，吹风后症状加重，不愿室外活动。伴心烦易怒，心情不畅，食欲尚可，大便正常，舌暗红，苔薄白，脉沉细。

［西医诊断］自主神经功能紊乱。

［中医诊断］汗证。

［辨证］气虚不固。

［治法］益气固表。

［处方］黄芪 15g，白术 10g，防风 10g，浮小麦 30g，甘草 6g。7 剂水煎服。

二诊：因节日放假，故自主服药 10 剂，药后有效果，但不理想，仍怕风。继用上方加银柴胡 10g，当归 10g，10 剂水煎服。

药后出汗次数大大减少。已不怕风。

例2：邓某，女，59 岁。就诊日期：1997 年 9 月 16 日。

初诊：发作性鼻塞，鼻痒，打喷嚏，流清涕 5~6 年，由于流清涕多，反复擦拭，使鼻前庭黏膜糜烂。容易乏力，气短，反复感冒，大便不成形。舌暗苔白，脉沉细。

［西医诊断］过敏性鼻炎。

［中医诊断］鼻鼽。

［辨证］脾肺两虚。

［治法］补脾益肺。

［处方］玉屏风散加减。

黄芪 15g，白术 10g，防风 10g，升麻 4g，柴胡 10g，当归 10g，白芍 10g，川芎 6g，白芷 10g，陈皮 6g，苦桔梗 6g，连翘 10g，甘草 6g。

二诊：1997 年 10 月 7 日。药后流涕、打喷嚏稍有改善。自觉药后鼻腔发干，舌脉同上。原方加银柴胡 10g，五味子 10g，甘草用量加至 10g。

三诊：1997 年 11 月 4 日。服药 1 个月，鼻流清涕未再发作，鼻腔黏膜溃疡也好转，守方 7 剂，以固其效。

九、八正散（《和剂局方》）

［组成］木通 6g，车前子（包煎）10g，瞿麦 10g，萹蓄 10g，滑石（包煎）15g，甘草 6g，栀子 10g，大黄 6~10g。

［功用］清热泻火、利水通淋。

［主治］湿热下注膀胱，症见尿赤黄，淋漓不畅或尿道刺痛，小腹胀满等。

［适应证］急性膀胱炎；急性肾盂肾炎；尿道结石；慢性泌尿系感染（根据临床症状可以与补中益气汤合用）。

📝 病案举隅

例：董某，女，28 岁。就诊日期：1997 年 6 月 24 日。

初诊：尿频、尿急、尿痛 1 周余，伴乏力气短，心慌，腰痛，大便正常，舌淡有齿痕，脉沉细微。

［既往］5 月份曾发作 1 次。尿常规检查（－）。

［西医诊断］泌尿系感染。

［中医诊断］淋证（气淋）。

［辨证］下焦湿热，心脾两虚。

［治法］清利湿热，补益心脾。

[处方] 木通 6g，车前子（包煎）10g，瞿麦 10g，萹蓄 10g，滑石（包煎）15g，甘草 6g，栀子 10g，大黄 6g，炒枣仁 10g，炒远志 10g，黄柏 10g，黄连 6g。7 剂水煎服。

二诊：1997 年 7 月 8 日。药后尿热、尿频消失，心悸气短好转，偶时心悸伴汗出，舌尖稍红，脉细弦。仍守原法。原方加地骨皮 10g，丹皮 10g。

三诊：1997 年 8 月 16 日。服药后尿频、尿痛痊愈。近 3 天又复发，尿频、尿痛，乏力气短，舌淡脉沉。辨证脾虚，下焦湿热。继用 6 月 24 日方加生黄芪 15g，7 剂水煎服。3 周后复诊述服药 14 剂时诸症皆消。未再发。

十、猪苓汤（《伤寒论》）

[组成] 阿胶（烊化分冲）10g，猪苓 10g，泽泻 10g，滑石 10g，茯苓 10g。

[功用] 滋阴、清热、利水。

[主治] 阴虚夹湿，症见舌质红，苔白腻或黄腻，肢肿，小便不利，心烦不得眠，发热口渴，尿血属阴虚者。

[适应证] 肝硬化腹水（阴虚夹湿）；血尿（阴虚有热者）；慢性泌尿系感染（阴虚型）发热（非炎症）阴虚夹湿者；特发性水肿。

📝 **病案举隅**

例：莎某，女，33 岁。就诊日期：1965 年 4 月 14 日。

初诊：不规则发热已半年余。1964 年 10 月 12 日开始出现下午发热，无规则；伴有口舌干燥，但是不思饮水，并且脘腹胀，频频打嗝，特别是在饭后；手心热，小腿肿；大便黏液状，小便不畅，每次量小。病人曾经接受过抗结核和抗风湿药物以及广谱抗生素的治疗，但是发热仍然不退。

[既往] 过去曾经患有急性黄疸性肝炎，但愈后未接受复查。1961 年曾出现周身水肿及肝大。

[查体] 发育良好，营养中等。未见皮肤黄染以及毛细血管扩张或者蜘蛛痣，浅表淋巴结未触及。心肺正常。肝脏大，在肋缘下 1.5 横指。脾脏未触及。小腿凹陷性水肿。舌质红，苔黄腻厚苔，脉滑。

［辅助检查］血、尿、大便常规均正常。血清蛋白电泳正常。ALT86.4 U/L。

［西医诊断］发热，慢性肝炎。

［中医诊断］发热。

［辨证］阴虚夹湿，湿热内蕴。

［治法］养阴清热，利尿化湿。

［处方］猪苓汤方加减。

茯苓 15g，猪苓 10g，泽泻 15g，滑石（包）10g，阿胶（烊化）10g，苍术 10g，厚朴 10g，陈皮 6g，枳壳 10g。7 剂水煎服。

随访： 服上方汤剂，1 周后症状和体征消失，嘱继续服上方 1 个月，复查肝功正常，继服原方。1 个月后又复查肝功，仍然正常。

第三节 自拟方

一、活血片

活血片由桃仁、红花、川芎、赤芍、丹参、生山楂、鸡血藤、王不留行组成。以养血活血、祛瘀通络为主要功效，是史济招教授多年临床经验的结晶。

曾有一病人患休克型大叶性肺炎，抢救期间应用大量抗生素输液治疗，致使病人双上肢前臂、腹侧多处静脉呈青紫色鸡爪样凸起并伴疼痛。西医诊断为血栓性静脉炎，因当时对其多项物理治疗效果不佳而求治于中医。史济招教授认为该证属中医之血瘀证，以该方汤剂治疗，服用 2 周余，疼痛消失，皮肤表面恢复正常。史济招教授曾说，自己也没曾想到会有如此好的效果。于是又不断完善，研制成我院内制剂"活血片"，用于多种血瘀证。如脑血管病、冠心病、血管栓塞性疾病、乳腺增生、脂肪瘤、多种疼痛、慢性肝病等等。笔者曾对该方中主要组成药味的现代药理研究进行文献查阅，发现方中赤芍、红花、丹参可降低全血黏度、改善微循环；川芎、红花、桃仁、丹参、山楂可抗血小板聚集；川芎、桃仁、丹参可增加红细胞变形能力；赤芍具有增加心肌供血，对心肌具有保护作用；川芎、红花均能改善心脏及脑的血液循环障碍；丹参具有抗心肌缺血和缩小心梗面积的作用；川芎、丹参又有抑菌消炎作用，桃仁有抑制炎症、抗渗出的作用。我科研究活血片具有明显的降低全血黏度、血浆黏度、红细胞压积的作用，可显著降低红细胞聚集指数及面积，明显改善红细胞变形能力并可降低纤维蛋白原，有一定的降压作用。又有肝纤维化模型大鼠实验研究结果示活血片具有抗肝纤维化作用。以上这些研究足以证明活血片是作用广泛的理想药剂。

病案举隅

例1：刘某，女，46岁。就诊日期：1999年11月4日。

初诊：口干、舌干1个月余。口干但饮水不多，夜间症状明显，口腔内有灼热感疼痛，重时影响睡眠，多方求医，疗效不佳。鼻内轻微发干，无眼干。月经量少，周期基本规律。大便发干，需服泻药方能解出。

[查体]一般情况尚好，心肺未见异常，肝脾不大，下肢轻度水肿，左侧重于右侧，可见下肢轻度静脉曲张，舌暗苔薄白，舌面有浅沟，脉滑。

[辅助检查]心电图有供血不足的表现。血黏度增高。B超提示：脂肪肝。

[西医诊断]脂肪肝，下肢静脉曲张。

[中医诊断]瘀证、燥证。

[辨证]瘀血阻滞。

[治法]活血化瘀。

[处方]鸡血藤30g，桃仁20g，红花10g，当归尾10g，丹参15g，川芎10g，王不留行10g，葛根15g。14剂水煎服。

上方服用14剂，口干有好转，较以往医师投方症状减轻明显。但由于工作很忙，故没有继续服用，已嘱病人继续坚持治疗，病人愿意接受。2月后来京复诊，症状大有改善，已不影响工作。

按：本例病人虽以口干为主症就诊，但下肢轻度静脉曲张，舌暗苔薄白、血黏度增高等体征及实验室检查指标均证实有血瘀之证。瘀血阻滞，气机不利，津液不能上承，并非真正的缺水，故虽口干而不喜饮水。《血证论》曾有记载："瘀血在里则口干渴，所以然者，血与气本不相离，内有瘀血故气不得通，不能载水津上升，是以发渴，命曰血渴，瘀血去则不渴矣。"血瘀久之，郁而化热，故鼻内轻微发干，口腔有灼热感；月经量少亦为血瘀之症。方以活血片活血化瘀加葛根止渴生津，又有活血之效。活血化瘀之药久用伤正，故嘱病人及时就诊以调处方。

例2： 王某，女，38岁。就诊日期：1998年3月17日。

初诊： 咽干音哑2周余，夜间尤甚。伴两季肋部隐痛，有时胸部及腰部亦痛，平时容易疲乏，性情急躁；大便不成形，经期后错，有血块。

［查体］一般情况好，咽部轻度充血，扁桃腺不大，肝脾不大。舌淡暗，苔白，脉细滑。B超：胆囊息肉。

［西医诊断］慢性咽炎，胆囊息肉。

［中医诊断］喉痹。

［辨证］气虚血瘀，气血互凝。

［治法］益气活血。

［处方］活血片合补中益气汤加减。

桃仁10g，红花10g，鸡血藤30g，王不留行10g，丹参15g，黄芪15g，党参10g，白术10g，升麻4g，柴胡10g，白芍10g，陈皮6g，香附10g，葛根30g，黄连6g，甘草6g。

上方服7剂后口干明显减轻，胁痛消失。本着效不更方之原则，继服原方，2周后电话告之，诸症皆消。

按：病人平时容易疲乏，大便不成形，为脾气不足之证。气虚导致血瘀，不通则痛，血瘀可致经期后错，并有血块。不通可致胸部及腰部疼痛；舌质淡暗亦说明血瘀存在。津液与营血同出一源，两者互为因果，血行不畅，津液输布受阻，故而口干入夜甚。方中以活血片活血化瘀；补中益气汤补益脾气，更有葛根活血生津，肩负两任；黄连既佐补气药的温性，还可实便止泻；白芍配香附舒肝解郁以缓性情急躁。全方能使津液生化有源，输布之路畅通无阻，同时对兼症也有消减之效。

例3： 梁某，男，72岁。就诊日期：1998年12月10日。

初诊： 胸闷憋气，记忆力减退2年。1991年患心肌梗死，治疗后病情平稳，心前区疼痛不明显，平素以胸闷憋气为主。近2年余记忆力减退明显，语言不利，经常流口水，行走缓慢无力，左侧肢体活动不利，最近诸症似有加重之趋。平素怕冷，大便秘结，每两天 1 次。脉紧弦，舌胖淡，苔薄滑。

[查体] 血压：180/100mmHg。

[辅助检查] 1997 年脑 CT 诊断为脑梗死、脑萎缩。

[西医诊断] 脑萎缩，高血压。

[中医诊断] 中风（中经络）。

[辨证] 气阴两虚，气虚血瘀。

[治法] 益气活血。

[处方] 黄芪 15g，桃仁 10g，红花 10g，当归尾 10g，地龙 25g，川芎 10g，生地 10g，赤芍 10g，节菖蒲 10g，龟甲 15g，龙骨 15g，远志 10g，茜草 10g，鸡血藤 30g，王不留行 10g。

上方服用 1 周，怕冷、大便秘结症状缓解，胸闷亦有明显好转，其余症状基本同前。继按原方返籍服用。

按：本例病人心梗诊断明确，胸闷憋气是本病缓解期中常见的症状。近年有出现经常流口水，行走缓慢无力，语言不利，左侧肢体活动不利，且血压升高，而这些症状均为中医"中风"之兆，为气虚血瘀证的表现。并根据病人的年龄、病程、体征及表现可以肯定该病人以气虚为病本，气血瘀滞为病标。

本方由活血片、补阳还五汤、补中益气汤、孔圣枕中汤加减而成。补中益气汤补气、补阳还五汤加活血片既协助补中益气汤增强补气作用，又有活血化瘀，共同完成益气活血大业；孔圣枕中汤健脑益智，解决病人记忆力下降的症状。2 月后其子前来门诊述，父亲诸症均有显著好转，肢体活动及言语表达较前灵活，行走亦较前有力，记忆力下降没有再进展。现继续服用原方。

例 4：陈某，女，40 岁。就诊日期：1999 年 3 月 15 日。

初诊：双侧乳腺疼痛 4~5 年，以经前胀痛为主，经后可缓解。近 1 年来出现持续性双乳胀痛，性情急躁，纳可。睡眠不佳，月经周期尚规律，月经量偏少色暗，无血块，痛经不明显，平素白带不多，大便正常。末次月经 1999 年 3 月 1 日。舌暗红，苔薄白，脉弦滑。B 超：双侧乳腺增生，结节。较大者 1.4cm×1.0cm。

［西医诊断］乳腺增生。

［中医诊断］乳癖。

［辨证］肝郁血瘀。

［治法］疏肝理气，活血散结。

［处方］鸡血藤30g，桃仁20g，红花10g，当归10g，丹参15g，川芎10g，王不留行10g，生山楂15g，柴胡10g，茯苓30g，炒白术10g，生甘草10g，夏枯草15g，橘核10g，香附10g，首乌藤10g。14剂水煎服。

二诊：3月29日病人正值经期，月经前双乳胀痛较前好转，月经量增多，睡眠改善，大便正常。舌暗红，苔薄白，脉弦滑。守方继服14剂。

三诊：经前双乳胀痛消失。3个月后复查超声：乳腺结节1.0cm×0.8cm。

按：情志不遂，肝气郁结日久，气滞血瘀，肝木克脾土，脾虚湿滞，聚久成痰，痰凝血瘀互结成结，即乳腺结节。不通则痛，乳房疼痛。本例病本属肝郁血瘀证，痰瘀互结故方选活血片合逍遥散主之。

例5：姜某，女，70岁。就诊日期：1997年10月9日。

初诊：腰腿痛1个月余。疼痛呈持续性，痛如针刺，按之痛不减，久立后疼痛加重，有时伴有腿痛，疼痛与冷热无关，睡眠尚可，饮食二便正常。曾在同仁医院就诊拍腰椎CT提示椎骨质增生。舌暗苔白，脉沉滑。

［西医诊断］腰椎退行性病变。

［中医诊断］腰痛。

［辨证］气虚血瘀。

［治法］益气活血化瘀。

［处方］桃仁10g，红花10g，山楂15g，鸡血藤30g，当归尾15g，赤芍10g，黄芪15g，生地20g，地龙15g，川芎6g，京三棱6g，莪术6g，黄连6g，王不留行15g。10剂水煎服。

二诊：10月21日。药后疼痛明显好转，大便干，舌脉同上，仍守原法加生地30g。续服2周。

三诊：11月4日再诊。服药21剂，腰痛基本消失，仍有些腿痛，偶有心前痛，行心电图检查正常。舌脉同上，仍守原法，原方将京三棱、莪术加量至10g。继续服2周后改服活血片片剂，每日3次，每次5片。随访3个月腰痛基本没有复发。

按：本例腰痛位置基本固定，痛如针刺，有血瘀之特点。故投以自拟活血方主之。病人年纪较大，史济招教授认为老年人脏器虚衰，功能减弱，大多存有气虚证，气虚则加重血瘀。故在活血片的基础上加补气药味，又加地活血通络，寓补阳还五汤之意。二诊将三棱、莪术剂量加大，加强活血化瘀，故获较好效果。

例6： 邵某，女，34 岁。就诊日期：1999 年 10 月 16 日。

初诊： 腰背部双膝关疼痛 7~8 年。反复发作，天气变化则疼痛明显，怕凉喜暖，右膝关节局部红肿有发热感，伴乏力，饮食二便正常，舌淡，脉沉细。

[西医诊断] 关节痛待诊。

[中医诊断] 痹证。

[辨证] 风寒湿痹，治以散风除痹。

[处方] 黄芪 15g，桂枝 10g，白芍 10g，秦艽 10g，苍术 10g，防风 10g，鸡血藤 30g，当归尾 15g，桃仁 10g，红花 10g，川芎 6g，知母 10g，黄连 6g，王不留行 10g。水煎服每日 1 剂。

二诊： 1997 年 11 月 22 日再诊。服药后 30 余剂，关节痛好转，右膝关节局部已不肿，仍感遇凉则疼痛加重，口黏口渴，头晕，饮食二便正常，舌质淡苔白腻，脉沉。仍宗原法处方如下。

[处方] 黄芪 15g，桂枝 10g，白芷 10g，白芍 10g，知母 10g，防风 10g，秦艽 10g，羌活、独活 10g，苍术 10g，厚朴 10g，陈皮 6g，鸡血藤 30g，桃仁 10g，丹参 15g，王不留行 10g，红花 10g。续服。

按：史教授的治疗痹证时常采用西医辨病，中医辨证，辨病辨证相结合的方法，一般单纯的关节疼痛，常采用黄芪桂枝五物汤益气温经，和营通痹，凡风寒邪气偏重者表现配伍羌独活、防风，祛风散寒止痛。凡寒湿邪气偏重者，配伍秦艽祛风除湿。若久病入络，伤及气血则配伍活血片（山楂，丹参，赤芍，红花，川芎，桃仁，王不留行，鸡血藤）活血行气止痛，取"治风先治血，血行风自灭"之意。该病人初诊时有关节肿，故配伍石膏清热除痹，二诊因病人口黏头晕，苔薄白腻为湿邪作祟，故加用苍术、厚朴、陈皮、甘草、健脾运湿。

例7：李某，女，49岁。就诊日期：1999年7月22日。

初诊：手足关节，双膝关节，踝关节疼痛肿胀9月余。关节疼痛时怕风怕寒，喜暖，天气变化则疼痛加重，疼痛严重时只能行走20余米，无晨僵现象，舌淡脉沉细，曾行ENA、ANA、ds-DNA检查均（－）、ESR6mm/h，RF（－）。

［查体］双腕关节肿胀，触疼。余无异常。

［西医诊断］关节痛待诊。

［中医诊断］痹证。

［辨证］寒湿痹痛，气血凝滞。

［治法］益气活血，散寒止痛。

［处方］桃仁10g，红花10g，川芎6g，当归尾15g，丹参15g，王不留行10g，黄芪15g，桂枝10g，白芍10，防风10g，羌活、独活各10g，秦艽30g。7剂水煎服，每日1剂。

二诊：1999年8月5日。服药10剂，关节疼痛明显好转，肿胀减轻，仍感怕凉喜温喜暖，饮食大便正常，仍守原法。守方加京三棱10g，莪术10g。14剂水煎服。

三诊：1999年8月21日。服药14剂，关节痛基本消失，关节不肿，行走自如。

按：气血不畅，经络阻滞，致肢体关节疼痛，故治其必用活血化瘀法。病人受凉后关节疼痛肿胀加重，怕风喜温，提示此为风、寒、湿之邪作祟。如《素问·痹论》云："风寒湿三气杂至，合而为痹。""所谓痹者，各以其时，重感于风寒湿之气也。"故此本例其病理变化是气血不通，经络阻滞，故史济招教授用活血片加减，活血化瘀，配以黄芪益气活血，再配以羌活、独活、秦艽、防风散风活血止痛，二诊时配伍京三棱、莪术加强了行气止痛，活血化瘀作用，方中重用黄芪、鸡血藤益气活血，通络止痛，整个处方取其"治风先治血，血行风自灭"之意，故在临床中收到较好效果。

例8：李某，女，56岁。就诊日期：2000年3月28日。

初诊：左肩关节痛疼，发沉2月余，2月前突觉左肩关节酸疼发沉，活动受限，受凉则疼痛加重，饮食二便正常，脉细弦，舌暗苔白。

[西医诊断] 肩周炎。

[中医诊断] 痹证。

[辨证] 气血凝滞。

[治法] 益气活血化瘀，舒筋活络。

[处方] 桃仁 10g，红花 10g，丹参 15g，鸡血藤 10g，王不留行 10g，葛根 15g，黄连 6g，京三棱 6g，苍术 6g，乳香 10g，没药 10g，生蒲黄 15g，五灵脂 10g，黄芪 15g，党参 10g。

按：肩周炎也称粘连性关节炎。俗称露肩风。关节内外粘连，阻碍肩关节活动，临床特征为肩痛，活动受限和肩周肌肉萎缩。本病大多数发生于 50 岁以上的中老年病人。在日本俗称五十肩。显然本病与老年性关节退变有关，祖国医学诊本病为痹证之一。痹者，闭也，即闭阻不通之意。由于年老体弱，气血虚损，风寒湿三邪乘虚而入，滞留于肩胛筋骨之间，壅塞经络，着而不去，从而使气血循行受阻，"不通则痛"，致成病证。当以活血化瘀，祛风除湿，散寒通络治之，故史济招教授选用活血片加味治之。方中加京三棱、莪术、生蒲黄、五灵脂、乳香、没药，意在加强行气活血，化瘀止痛，舒通经络。配黄芪、党参益气补脾，以气帅血行。葛根一药解肌升阳，又可扩张血管，促进活血化瘀，以利于肩周组织炎症的吸收。方中以黄连反佐以防参、芪、葛根，补气升阳太过。组方共成益气活血化瘀，行气止痛，以治痹证之壅滞。

例 9: 周某，男，60 岁。就诊日期: 1999 年 12 月 30 日。

初诊: 右侧面部不舒服 3 天。曾于 3 天前右侧面部被冷风吹后即感局部不舒服，自服天麻丸，右侧面部症状减轻。但出现全身关节不适，下肢发软，停药后症状消失。现右侧面部仍然发紧发胀，右下肢亦有麻木感。睡眠不沉，易早醒，梦较多。乏力不明显，食欲正常，大便基本正常。

[查体] 一般情况尚好，血压正常，心肺正常，肝脾未及，舌淡，苔薄白，脉细。

[西医诊断] 面部不适待诊。

[中医诊断] 痹证。

［辨证］瘀血阻滞，脉络不和。

［治法］活血化瘀，舒脉和络。

［处方］川芎 10g，地龙 10g，当归 10g，赤芍 10g，木瓜 10g，鸡血藤 30g，葛根 15g，王不留行 15g，防风 10g，蜈蚣 2 条。7 剂水煎服。

二诊：上方服用 1 周，于 1 月 6 日就诊，面不麻木减轻明显，右下肢麻木亦有明显好转。面部仍怕风，食欲、二便正常。舌脉同前。继用原方加黄芪 15g，桃仁 10g，红花 10g，木瓜加量至 15g。又服 10 剂，面部麻木已愈，仅留下肢轻度麻木感。再进 14 剂后症状完全消失。

按：寒邪入络，脉络不通，瘀血阻滞，气失调畅，气机不利，帅血无能，加重病情。病人由于感受寒邪，导致气血凝滞，自服天麻丸。服后，面麻症状有所改善，但随之出现了下肢无力及全身关节不适感。说明天麻不适合用于治疗病人的疾病。根据辨证，应立活血化瘀大法。第一方后，瘀血已去大半，症状缓解明显。本着气为血帅，血为气母的理论，第二诊时除加强活血化瘀力量，又加黄芪补气，一则益气帅血运行，二则防止活血伤气之弊。

例 10：王某，男，50 岁。就诊日期：2000 年 2 月 12 日。

初诊：四肢散在有脂肪瘤 3~4 年，伴四肢沉重，双手发麻。近 3~4 个月来症状加重，指尖、足尖麻木、刺痛感，余无不适，饮食二便正常，既往否认糖尿病史。舌暗苔白，脉弦。曾在外院检查血黏度升高。

［西医诊断］脂肪瘤。

［中医诊断］肉瘤。

［辨证］气虚血瘀。

［治法］益气化瘀。

［处方］黄芪 15g，鸡血藤 30g，桃仁 10g，红花 10g，川芎 6g，丹参 15g，山楂 10g，赤芍 10g，王不留行 15g。另取活血片 5 片，每日 3 次。

二诊：2000 年 4 月 27 日。服药 14 剂，自觉周身酸胀，四肢沉重好转，指尖足尖麻刺痛消失，四肢躯干仍散在多发脂肪瘤，但较前变软，饮食二便正常，舌暗苔白，脉弦。

［处方］活血片 5 片，每日 3 次，补中益气丸 6g，每日 2 次。嘱其长期

服用。半年后联系，述指尖、足尖麻木未复发，个别脂肪瘤已消失。

按：本病是脂肪组织增生而形成的肿瘤，《外科正宗》："肉瘤者，软似棉，肿似馒，皮色不变，不紧不亮。"同时块软如棉，肿如馒，如肉之隆地，故名肉瘤，相当于现代医学的脂肪瘤。脾主肌肉，由于思虑过度或饮食劳倦，郁结伤脾，脾气不行，津液聚而为痰，痰气郁为肿；气虚血瘀不行而致手足麻木、刺痛。故史教授选用活血片加黄芪益气活血化瘀，药后手足麻木刺痛消失，二诊时予活血片与补中益气丸，意在巩固疗效，并期待脂肪瘤渐至消失。

例 11：李某，女，29 岁，未婚未育。就诊日期：1998 年 3 月 3 日。

初诊：痛经 10 余年。病人 14 岁初潮，经期小腹隐痛，可以忍受。近 10 年来痛经加重，每以经前 1 天小腹隐痛，行经第 1 天、第 2 天腹痛加重，以少腹胀痛为主，腹部发凉，不喜按，严重时影响工作、生活。经前双乳胀痛，月经周期尚规律，末次月经 1998 年 2 月 14 日，月经量可，有血块。

平素性情急躁易怒，食欲正常，睡眠佳，口中异味，易呃逆，足部怕凉，大便先干后稀，舌暗红，苔白，脉弦滑。

［西医诊断］原发性痛经。

［中医诊断］痛经。

［辨证］宫寒血瘀。

［治法］暖宫活血。

［处方］鸡血藤 30g，桃仁 20g，红花 10g，当归尾 10g，丹参 15g，川芎 10g，王不留行 10g，肉桂 3g，干姜 6g，柴胡 10g，白芍 15g，竹茹 10g。14 剂水煎服。

二诊：1998 年 3 月 17 日。月经于 3 月 16 日来潮，今第 2 天。仍有腹痛，但较前明显减轻，可以忍受。呃逆好转。舌暗红，苔白，脉弦滑。

效不更方。原方加生蒲黄 6g，炙甘草 6g，10 剂水煎服，嘱其经前 10 日开始服。

随访：后经随访病人 4 月 15 日行经，经期无腹痛，乳房轻胀，行经第 1 天少腹轻度不适，未影响工作。建议继按原方于经前 10 日服用以巩固疗效。

按：病人性情急躁，肝郁气滞，瘀阻冲任，又寒滞胞宫，寒主凝滞，气血运行不畅，不通则痛，而少腹为肝经循行之处，故而少腹胀痛，瘀血之证，痛不喜按；肝经疏泄不畅，故双乳胀痛；肝木克脾土，脾失健运，大便先干后稀。舌暗红、苔白，脉弦滑亦为肝郁血瘀之证。方选活血片活血化瘀；加柴胡、白芍寓逍遥散之意活血柔肝，因行经之时腹冷痛，平素足部怕凉，为阳虚寒阻，加肉桂、干姜温阳散寒；加竹茹降胃气止呃逆。二诊症状大减，本效不更方之训，守方加强活血力量增生蒲黄，再加甘草助白芍缓急止痛。

二、止咳化痰汤

止咳化痰汤是史教授根据多年的临床实践总结治疗咳嗽症的有效方剂。

［组成］桔梗 10g，贝母 10g，冬瓜仁 30g，薏苡仁 50g，陈皮 10g，甘草 6g。

［方解］方中桔梗开提肺气，祛痰止咳；贝母润肺止咳，清化痰热，并有开郁散结的作用，对于痰液黏稠，不易咯出者尤其有效。此二药为直接作用于肺而择为君药。冬瓜仁药性寒质润，归肺、大肠经，受"肺与大肠相表里"理论的指导，该药上清肺热，下导肠积，同时兼益胃气，性质虽寒，但不败胃气；另加薏苡仁、陈皮健脾化痰，根据"肺为贮痰之器，脾为生痰之源"之理论，加健脾补肺化痰为臣药；甘草补脾润肺解毒、调和药性为方中之佐。另陈皮可使呼吸道分泌增多，有稀释痰液的作用；甘草对葡萄球菌、绿脓杆菌等有抑制作用。诸药相合既祛肺中有形之痰，又能通过健脾，而使水湿运化不再产生新的痰液。使痰祛咳止。

［加减］由于咳嗽病因不一，史教授将该方作为基础方，根据病人临床主症及西医辅助检查灵活加减。有明确感染指征者，加连翘、银花、鱼腥草等；支气管扩张者加千金苇茎汤、三七、荷叶等；肺间质病变者加升陷汤、丹参、五味子等；发热加麻杏石甘汤、银花等；痰黏不易咳出加麦冬、百合、浙贝等。

病案举隅

例1：王某，男，68 岁。就诊日期：1997 年 7 月 22 日。

初诊：咳喘 1 周。1 周前自觉着凉，继之出现咳嗽伴喘，咯黄白痰，痰黏不易咯出，量较多，咳重时伴有恶心欲呕，痰出后咳喘稍有缓解，夜间平卧时发憋，食欲尚可，体力正常，不发热，大便初干后溏。

[查体] 一般情况尚好，双肺呼吸音粗糙，可闻及痰鸣音。未闻及湿性啰音，肝脾未及，下肢不肿。脉沉滑，舌淡红边有齿痕，苔稍黄微腻。

[西医诊断] 咳嗽。

[中医诊断] 咳嗽。

[辨证] 痰湿阻肺，痰郁化火。

[治法] 清肺化痰止咳。

[处方] 桔梗 6g，贝母 10g，杏仁 10g，薏苡仁 25g，陈皮 6g，甘草 6g，金银花 10g，连翘 10g，半夏 6g。6 剂水煎服。

上方服 6 剂，咳嗽明显好转，黄痰消失，仅有少量白色稀痰。夜间仍有轻度喘憋。本着效不更方之原则，继用上方 6 剂。后电话告之病愈。

按：本例着凉，寒邪袭肺，肺失宣降，痰湿壅肺，肺气受阻，故为咳喘；肺为贮痰之器，肺失宣降，痰浊量多；郁而化热，痰色发黄；热烁津液，故痰黏不易咯出；湿为阴邪，多喜夜间作祟，故而夜间平卧时胸闷发憋；痰出气道得通，故而痰出咳喘减；舌红、苔黄均为肺热所致。取止咳化痰汤为基础方治之。肺部听诊呼吸音粗糙，可闻及痰鸣音，考虑有支气管感染存在，故加金银花、连翘清热解毒；半夏燥湿化痰，降逆止呕，消痞散结，众药相助，共敌病患。

例 2：刘某，女，30 岁。就诊时间：1997 年 8 月 7 日。

初诊：干咳无痰或少痰反复发作 3 年余。3 年以来经常咳嗽，咳重时伴有腹胀，纳差，胃脘疼痛。此次发作 1 个月余，初始服中成药如养阴清肺膏、二母宁咳丸等可有好转，但停药即发。平素怕冷喜热饮，极易感冒，乏力懒言，言多咳重，大便正常。脉细滑，舌淡暗，苔薄白。

[西医诊断] 慢性支气管炎。

[中医诊断] 咳嗽。

[辨证] 脾肺气虚。

[治法] 补益脾肺，益气止咳。

[处方] 桔梗 6g，贝母 10g，杏仁 10g，陈皮 6g，芦根 30g，甘草 6g，冬

瓜仁 15g，生薏苡仁 30g，黄芪 15g，白术 10g，当归 10g，党参 10g，柴胡10g，苍术 10g，白芍 10g，升麻 4g，苏叶 10g，枇杷叶 15g，茜草 10g。

上方服 14 剂，咳嗽基本消失。腹胀、纳差、胃脘疼痛明显减轻。服药期间未患感冒。为固疗效，守方半用。

按：本例病程较长，正气亏虚。肺失阴养，干咳无痰，初始服用养阴清肺膏、二母宁咳丸有效，但疗效并不巩固。细辨其证，病人腹胀纳差极易感冒，乏力懒言，言多咳重，舌淡暗，苔薄白等实为脾气不足之证。脾气不足，津液不得布散，肺失津养，故而服用滋养肺阴之药初始有效，但脾气不足为其根本，故单滋阴不是针对病本之计。而史济招教授所拟止咳化痰汤，肺脾两顾，即助肺止咳，又使脾健化痰，疗效甚佳。根据"肺朝百脉"之说，考虑病久致瘀，且该病人舌暗，故加茜草活血消炎，增强肺部的血液循环，提高供氧能力，更能提高疗效。从本例疗效上看，可以确认本例辨证准确，处理合理。

例3：涂某，女，58 岁。就诊日期：1999 年 7 月 1 日。

初诊：咳嗽，痰稠不易咯出 1 个月。1 个月前出现咳嗽，咯痰不爽，咽干，憋闷感。1 周前发热，咳嗽又有加重，痰色发黄，并伴胸部满闷。咽不痒，喜饮水，夜间饮水不多，服抗生素无效。大便偏干。脉细，舌暗，苔白厚腻，有齿痕。半月前因吃鳗鱼，身起皮疹。

［西医诊断］慢性支气管炎。

［中医诊断］咳嗽。

［辨证］痰热阻肺。

［治法］祛痰止咳。

［处方］桔梗 10g，贝母 10g，冬瓜仁 30g，薏苡仁 50g，陈皮 10g，甘草6g，蝉蜕 6g，炒枳壳 10g，荆芥 10g，黄芪 15g，金银花 10g，连翘 10g，防风 10g，厚朴 10g。7 剂水煎服。

上方服 1 周，症状减轻。口仍干，痰仍多，但咳痰不难，手心发热，皮疹消失，大便正常。调整药方：守方加诃子 10g 利咽，玄参 15g 软坚滋阴化痰，红花 10g、桃仁 10g 活血化瘀，增加肺之血液循环，受"肺朝百脉"之启发，桃仁又可化痰。又进 2 周，诸症皆消。

按：病人发热咳嗽，咳吐黄痰，舌苔厚腻均为痰热浊阻肺所致，故取止咳化痰汤加减。方中加银花、连翘清化痰热；厚朴、陈皮健脾祛湿化浊，防痰再生；炒枳壳配厚朴理气宽中；生黄芪益肺气，防外邪；防风、荆芥、蝉蜕三药为抗过敏而用。

例4： 符某，女，15岁。就诊日期：1999年8月17日。

初诊： 咳嗽2个月。2月以来，咳嗽，痰多，色黄，成块，不易咯出，病初咽痒，咳重时伴有恶心，服用多种抗生素症状不缓解。现体温正常，胸不痛，无血痰，食欲正常，无乏力，大便偏干。

[查体] 咽部稍红，扁桃体不肿大，肺听诊双肺呼吸音尚清，未闻及干湿性啰音，心（-），腹软，肝脾未及，下肢不肿。胸部透视肺部未见异常。脉细弦，舌质红，苔薄腻微黄。

[西医诊断] 慢性支气管炎、慢性咽炎。

[中医诊断] 咳嗽。

[辨证] 痰热阻肺。

[治法] 清热利咽。

[处方] 桔梗6g，杏仁10g，大贝母10g，薏苡仁20g，甘草6g，枇杷叶15g，金银花10g，连翘10g，苏叶10g，蝉蜕6g，陈皮6g，半夏6g，党参10g。7剂水煎服。

上药仅服1周，迁延2个月咳嗽已有十分明显好转。继用原方加减，1个月后随诊，痊愈。

按：病人咳嗽、痰多色黄为肺热所为。热炼痰液，故而痰质黏滞成块，不易咯出；肺病及脾，脾胃不和，胃气上逆，故而咳时伴有恶心；肺与大肠相表里，肺中有热，热迫大肠，故而大便偏干。舌质红，苔薄腻微黄均为肺热之象。治宜清热化痰。以止咳化痰汤为主方加用金银花、连翘祛肺中之热；枇杷叶清肺化痰，配苏叶和胃降逆止呕；蝉蜕利咽止痒；甘草调和诸药药性，同时补脾润肺，抑菌解毒；考虑病人病史较长，正气有伤，故加党参一味顾护脾肺之气。在以上诸药的基础上加用贝母、薏苡仁，加大祛痰止咳力度，大贝母又有软坚的作用，对于凝集成块的顽痰更有针对性。

三、诃子清音利咽汤

诃子清音利咽汤是史济招教授根据古方诃子清音汤（诃子、桔梗、生甘草）加味而成，由诃子肉 10g，桔梗 10g，蝉蜕 6g，金银花 10g，连翘 10g，生甘草 6g 组成。具有清热解毒，宣肺利咽的功效。方中诃子肉以酸敛肺气，降火开音为主；甘草以泻火解毒为要；桔梗宣开肺气，而散外邪，又可载诃子肉、甘草直奔咽喉；蝉蜕甘寒清热，轻浮宣散，故长于凉散风热，开宣肺窍。《本草纲目》谓："蝉蜕可治大人失音。"现代药理研究也认为此药有镇静及抗过敏作用；诃子肉具有降火利咽开音的功效，可抑制细菌，刺激唾液分泌以润喉；金银花、连翘清热解毒，二药虽同属寒性，但金银花甘寒而不伤胃气，功偏清解表热，连翘功偏清解胸膈里热，少服又可健胃。诸药合参，宣肺清咽；喉为肺之门户，桔梗入肺经，善于开提肺气。另外桔梗还有"诸药舟楫，载之上浮"之性；生甘草入十二经，能解毒又可敛阴液润咽喉，同时调和诸药。本方原用于咽喉部急性炎症的治疗。而史济招教授以此方与补中益气汤合用后，对急、慢性咽喉疾患及咽源性咳嗽都有较好的疗效。验案举例介绍如下。

1. 慢性咽炎

病案举隅

例：张某，女，43 岁。就诊日期：1997 年 5 月 8 日。

初诊： 因反复喉痒隐痛、音哑 2 年余，多方求医，疗效不佳。病人平素咽部灼热发紧，口干不润，周身乏力，心慌气短，眠差多梦，近期又增胃脘疼痛不适，痛时喜按，大便始干后溏。

［查体］咽部充血，咽后壁可见淋巴滤泡增生，舌暗红、苔薄白，脉细弦。

［辨证］气阴两虚化热。

［治法］益气滋阴，清热利咽。

［处方］诃子清音利咽汤合补中益气汤加味。

蝉蜕 6g，桔梗 6g，生甘草 6g，诃子肉 10g，银花 10g，连翘 10g，黄芪

15g，党参 10g，白术 10g，升麻 4g，柴胡 10g，当归 10g，白芍 10g，陈皮 6g，沙参 10g，麦冬 10g。7 剂水煎服。上方服 15 剂，喉疾已愈，胃脘疼痛消失。为巩固疗效继用上方加金果榄 10g。

按：病人病程较长，损伤正气，导致气阴不足，故有周身乏力，心慌气短，眠差多梦，胃痛喜按，大便初干后溏。阴虚生热，虚热上炎，故有咽喉痒痛及灼热发紧，气虚津液不能上承润喉，故而口干音哑。由此可见本证属虚火上炎，耗气劫阴，阴虚津枯，咽失濡润。投以诃子清音利咽汤直达病所为主方，合用补中益气汤并加用沙参、麦冬益气养阴，滋润咽喉，又扶机体正气，以助主方发挥药力；加用白芍合甘草既酸甘化阴又缓急止痛，以消胃脘疼痛。投方组合严谨，有的放矢，疗效满意。

2. 急性扁桃体炎

📑 病案举隅

例：李某，女，22 岁。就诊日期：1997 年 7 月 29 日。

初诊：间断性发热伴咽痛 2 年。此次发热咽痛已 3 天。发病时查咽部充血，扁桃体肿大，有脓性分泌物。初始服用清热解毒药如牛黄解毒片、板蓝根冲剂，或用抗生素有效。但后来采用上法疗效越来越差，并且药后胃脘疼痛。不发病时，咽部常感有痰，且吐不尽，口腔常发溃疡，食欲欠佳，眠差，多梦，易感冒，乏力不明显，大便正常。

［查体］体温 37.5℃，咽部充血，扁桃体Ⅱ度肿大，未见脓栓。双下颌淋巴结肿大，质中，活动。舌淡暗红、边有齿痕、苔白微腻，脉细弦。

［辨证］热结咽喉。

［治法］解毒利咽。

［处方］诃子清音利咽汤加减。

蝉蜕 6g，桔梗 6g，诃子肉 10g，银花 10g，连翘 10g，甘草 6g，升麻 4g，厚朴 10g，炒枳壳 10g。

7 剂水煎服。上方服 1 周，扁桃体肿胀消退，体温正常。然仍感咽部不适，有异物感。

二诊：8月5日。原方加补中益气汤。再进7剂水煎服。

三诊：8月14日。病人自主服药10剂，症状全消。

按：史教授选用诃子清音利咽汤直接针对咽部疾患，二诊合补中益气汤是考虑病人以往多次发病，热邪虽祛，正气也耗，方中升麻、柴胡不仅可升举阳气，还能消炎抗菌；黄芪益气，同时还有托脓生肌之功效。另外厚朴、炒枳壳理气健脾，补而不滞。全方虽以补中益气汤加枳实、厚朴为基础，但有连翘、金银花相配，不必担心助热。

3. 咽源性咳嗽

咽源性咳嗽顾名思义：咳嗽之症由咽部疾患导致，中医称之为"喉痹"。临床表现为咽部疼痛或不适发痒，异物感，干咳无痰或少量痰，病人常作"吭""喀"动作，希将咽部分泌物排除，而引起刺激性咳嗽。本病多见于急、慢性咽炎为基础，其病因多由风、火、燥及异气侵袭咽喉所致。史济招教授根据其临床特征，将其分型投法，以诃子清音利咽汤加减施用。分型如下。

（1）宣肺散邪

适用于内有郁热，外感风寒之邪上犯咽喉，以致肺失宣降。病人可有鼻塞流涕，咽痒干咳，或有少量痰液等症状。方用自拟诃子清音利咽汤。临证加减：咳嗽重者加杏仁10g，苏叶10g；痰多者加大贝母10g；咽干者加金果榄15g，麦冬10g；恶寒身痛者加防风10g，羌活10g。

📝 病案举隅

例：涂某，女，56岁。

初诊：反复咳嗽半年余，近3天又咳嗽，咽痒，咽部异物感，有少量白痰，恶风鼻塞，饮食二便正常。检查咽充血扁桃腺不大，咽后壁淋巴滤泡增生。舌苔薄白，脉弦。

［辨证］风邪犯肺。

［治法］宣肺散邪止咳。

［处方］诃子清音利咽汤加减：诃子肉10g，蝉蜕10g，杏仁10g，生甘草10g，苏叶10g，金银花10g，连翘10g，苦桔梗6g，枇杷叶15g，大贝母

10g，黄连 6g，半夏 6g，陈皮 6g。6 剂水煎服。

二诊：感冒已愈，咽已不痒，偶有咳嗽，舌淡，脉弦。守方去黄连，再进 6 剂而愈。

按：病人宿有咽疾，又复外感，肺失宣降，咽痒咳嗽再发。肺主皮毛，鼻为肺之窍，故恶风鼻塞。法当疏散外邪，利咽止咳。诃子清音利咽汤加苏叶、杏仁正合其意，故而用之有效。

（2）活血化瘀

适用于慢性咽炎者。慢性病多有瘀血，瘀血阻滞，津液不能上承咽喉之证。其临床表现为咳嗽无痰，咽干不欲饮水，有异物感，反复不愈。查体可见咽部充血，咽后壁淋巴滤泡增生，舌淡暗，苔薄白，脉弦或涩。治疗以诃子清音利咽汤合活血片（鸡血藤 30g，丹参 15g，赤芍 15g，川芎 10g，红花 10g，山楂 10~15g，王不留行 10~15g）。临证加减：咽喉肿痛者重用金银花、连翘各 15g；排痰不畅者加芦根 15~30g，薏苡仁 20~30g。

📋 病案举隅

例：刘某，女，46 岁。

初诊：咳嗽 2 周余。半月来无明显诱因出现干咳，重时咳嗽可持续 1 分钟，伴尿液溢出，咽痒不欲饮，时伴有胸痛。平素性情急躁，易生气，食欲正常。大便偏干。舌暗红有瘀斑，苔黄腻，脉弦滑。

[查体]咽部充血，咽后壁淋巴滤泡增生，心肺听诊（－），下肢不肿。

[辨证]湿热血瘀。

[治法]清热活血。

[处方]诃子肉 10g，蝉蜕 10g，杏仁 10g，生甘草 10g，苏叶 10g，金银花 10g，连翘 10g，苦桔梗 6g，当归 10g，丹参 15g，赤芍 15g，川芎 10g，红花 10g，木蝴蝶 6g，生薏苡仁 30g，厚朴 10g，苏梗 10g。7 剂水煎服。

二诊：咳嗽有减轻，但不理想，咳出少量白痰，未再溢尿。上方去厚朴，加芦根 30g，冬瓜仁 30g。继服 7 剂。

三诊：诸症均减，偶咳。

按：本例虽然病史不长，但查体咽后壁淋巴滤泡增生，舌暗有瘀斑，均提示血瘀之像。说明病人素体有瘀，又染新病，瘀能敛邪，故此时仍需活血化瘀。以诃子清音利咽汤合活血片乃为上策。

（3）健脾益气

适用于脾虚气陷，阴火上乘咽喉之证。病者久咳不愈，咽痛反复发作。史济招教授认为此证是由正气不足，抗邪无力，脾虚气陷，阴火上乘咽喉所致。故用补中益气汤升举脾胃之元气，清降肺胃之阴火。气之所以不足，实由脾胃损伤所致。正如李东垣在《脾胃论》中所述："脾胃之气既伤，而元气又不能充，而诸病之所由生也。"前辈有"以甘温之剂补其中，升其阳，甘寒以泻其火则愈"之云。若选补中益气汤和清音利咽汤则正中其证。因该方中性味甘寒入脾胃之经的金银花、连翘正有此功，必有药到病除之效。临证加减：常觉疲倦无力，腹胀便溏，言多咳重、容易感冒，舌淡，脉沉细者重用黄芪至30g，党参15g；汗出恶风者加防风10g。

📋 病案举隅

例：董某，女，24岁。

初诊：咳嗽咽痛、声音嘶哑反复发作1年余，时发时止。咳嗽多为干咳无痰，或咽痒即咳，有少量白痰。平素常易感冒，疲倦无力，纳可，腹胀，大便先干后溏或不成形，每日1~2次。

［查体］咽部充血，咽后壁淋巴滤泡增生，舌淡，脉沉细。

［辨证］肺脾两虚。

［治法］健脾止咳。

［处方］清音利咽汤合补中益气汤加减。

诃子肉10g，蝉蜕10g，金银花10g，连翘10g，黄芪15g，党参10g，白术10g，升麻4g，柴胡4g，当归10g，陈皮6g，沙参10g，麦冬10g。服药14剂，咳嗽音哑均消失。再进14剂，并服黄氏响声丸，以巩固疗效。

按：病人病程较长，正气损伤，导致气血不足，因此出现疲倦无力，正不胜邪，卫气不固，故而反复感冒；中气不足，阴火上炎，故有腹胀便溏，咽干咳嗽无痰；气虚津液不能上承润喉，而致咽干音哑。由此可见，本证是脾气不足，虚火上炎，耗气伤阴。治宜益气养阴，清咽利喉。方用清音利咽汤合补中益气汤加沙参、麦冬，可谓面面俱到。

（4）脱敏敛肺

适用于禀质特异，过敏体质者。病人干咳少痰或咽部奇痒，每遇异味、粉尘刺激或受凉即发，甚则胸闷气促、干呕。史济招教授认为本病有一部分因素在于咽喉部的一种过敏反应。故用诃子清音利咽汤合过敏煎（银柴胡10~15g，乌梅 10g，防风 6~10g，五味子 10g，生甘草 10g）。临证加减：咽痒、鼻塞、流涕者加白芷 10g，辛夷 10g，苍耳子 10g。

📑 病案举隅

例：席某，男，50 岁。

初诊：咳嗽 1 个月。病人 1 个月前受凉后出现咳嗽，咳前咽痒，少量白痰，重时连咳难止，顿足捶背亦难缓解，无胸痛，每以刺激气味或冷热环境变换突然时均可诱发。曾静点抗生素、口服汤药治疗，其效果不理想，严重影响生活、睡眠，口不渴，食欲好，睡眠受咳嗽影响而不佳，大便正常。舌暗红，苔薄白，脉弦滑。

［辅助检查］血常规正常；胸部 X 线未见异常。

［辨证］禀质特异，肺失宣降。

［治法］脱敏敛肺。

［处方］诃子清音利咽汤合过敏煎加味。

诃子肉 10g，蝉蜕 10g，金银花 10g，连翘 10g，防风 10g，五味子 10g，银柴胡 10g，乌梅 10g，甘草 6g，木蝴蝶 6g，芦根 30g。

按：本例病机明确，禀质特异，肺失宣降，故选诃子清音利咽汤合过敏煎治之。加芦根、木蝴蝶生津止咳，清肺利咽。芦根甘寒，亦入肺经，清热生津，木蝴蝶甘淡性凉，入肺经，具有止咳、润肺、利咽、开音之效。

四、软坚散结方

软坚散结法是八法中消法之一。消法是消除凝滞或结聚在体内各种有形之邪，即《内经》提出的"坚者软之""坚者消之""结者散之"的一种治法。

它是祛除病邪治疗实证的一种治法。主要包括消食化积法、消痰化饮法、活血化瘀法以及软坚散结法四类。软坚散结药物在临床上较少单独使用，要根据产生"结"的原因辨证论治。产生"结"的主要原因大多是肝气不疏所致，这由于肝主疏泄，气机之枢纽，气滞则瘀；气滞湿停，水湿停聚，聚湿成痰，痰瘀互结而成"结"。临床根据主要病邪性质的不同，软坚散结法大致可分为化痰软坚法、活血软坚法、清热（消痈）散结法、理气散结法、软坚通便法五类。用药如下。

①**化痰软坚药**：昆布、海藻、海浮石、海蛤壳、瓦楞子、生牡蛎、浙贝母。适用于痰核（皮色不变，坚硬不痛的皮下肿物）、瘰疬（淋巴结核、淋巴结炎）、乳癖（乳腺肿块）。

②**活血软坚药**：穿山甲、皂刺、土鳖虫、鳖甲、三棱、莪术。适用于癥积（肝脾肿大、子宫肌瘤或其他腹部包块）、前列腺肿大、结节性红斑、多囊卵巢综合征等。

③**清热散结药**：夏枯草、山慈菇、蒲公英、连翘、玄参、黄药子（慎用）。适用于痈疮疔肿、乳腺炎、腹腔炎性包块。

④**理气散结药**：橘核、荔枝核。适用于乳腺增生、乳腺纤维瘤、睾丸或副睾丸肿痛、疝气、瘿瘤（甲状腺肿）、胃结石。

⑤**软坚通便药**：芒硝（玄明粉）。适用于大便燥结。

应用软坚散结法还需注意以下几点。

根据不同的病种选择软坚散结药组方，但应辨证论治进行全身调治相结合，因证而灵活组方，可异病同治、同病异治。疗程一般需较长，以丸药缓消为主。注意肿块的性质，排除癌症，防止误诊。驱邪与扶正相结合，或以攻为主，兼顾正气，或攻补兼施。

史教授常用药：浙贝母、生牡蛎、昆布、穿山甲、皂刺、鳖甲、三棱、莪术、夏枯草、山慈菇、连翘、玄参、橘核等。

📑 病案举隅

例1：项某，女，36 岁，职员。就诊日期：1998 年 11 月 10 日。

初诊：发现乳腺增生 5 年。经前乳痛 1 年。5 年前查体发现乳腺增生，曾服"乳癖消"治疗，因效果不理想，加之接诊医生告知"问题不大"未再治疗。近1年来乳腺感到不舒服，尤其于情绪不佳或月经前期乳腺胀痛，有时影响工作。月经周期后延，每40天来潮1次，经量正常，无痛经。白带量多，无异味，末次月经10月16日，平素性情急躁，口干，食欲正常，睡眠尚可，无乏力，大便黏滞，舌暗淡，苔白，脉弦滑。B超：乳腺增生。第Ⅱ象限区近乳头处1cm×0.5cm结节，边界清。诊断：乳腺纤维瘤。

[西医诊断] 乳腺增生、乳腺纤维瘤。

[中医诊断] 乳癖、乳核。

[辨证] 肝郁气滞，痰瘀互结。

[治法] 疏肝行气，软坚散结。

[处方] 柴胡10g，当归10g，白芍15g，白术10g，茯苓30g，川芎10g，王不留行10g，盐橘核10g，荔枝核10g，生甘草6g。7剂水煎服。

二诊：11月17日。药后乳腺未再胀痛，余无不适反应，情绪似乎较前平和，仍有时急躁。因未至行经期，乳腺疼痛改善状况不明确。

继服原方加香附10g，夏枯草15g，14剂。经期不停药。

三诊：12月1日。月经于12月25日来潮，月经干净。经前及经期乳腺胀痛均未出现。情绪平和。并取上方3剂共研细末，水泛为丸，日服3次，每次6g。3个月后复查乳腺B超。乳腺增生减轻，纤维瘤较前缩小，随访半年，述乳腺胀痛未再发作，纤维瘤消失。

按：病人性情急躁，肝失疏泄，肝郁气滞，不通则痛，乳房乃足厥阴肝经循行之处，气血凝结乳络故乳腺胀痛，肝气横逆犯脾，脾虚失运，痰湿内生，气滞痰凝则成乳癖，脾虚湿热内生，则口干，带下量多，大便黏滞。方中逍遥散疏肝解郁；前后加减加香附、川芎加强行气活血；橘核、荔枝核、夏枯草、王不留行软坚散结，祛瘀止痛。组方面面俱到，疗效满意。

例2：王某，女，45岁。就诊日期：2000年1月18日。

初诊：1999年11月查体发现子宫肌瘤。大小为1.8cm×1.4cm。今年1月查体肌瘤有增大趋势：2.8cm×2.0cm。月经周期规律，经量适中，伴痛经，以腹痛为主，有血块。平素工作压力大，性情急躁，乏力，精力不足，怕冷，食欲不振，睡眠一般，大便正常。末次月经1月6日。脉弦滑，舌淡红苔薄腻，舌下静脉瘀紫。妇科建议其观察肌瘤大小，若肌瘤增大速度增快，月经量增多，可考虑手术。

［西医诊断］子宫肌瘤。

［中医诊断］癥瘕。

［辨证］肝郁血瘀。

［治法］疏肝活血，软坚散结。

［处方］柴胡 10g，炒白术 10g，苍术 10g，川芎 10g，陈皮 10g，香附 10g，厚朴 10g，生甘草 6g，夏枯草 15g，橘核 10g，三棱 10g，莪术 10g，炒王不留行 10g。12 剂水煎服。

二诊： 2000 年 2 月 15 日复诊。上方服 4 周，2000 年 2 月 8 日行经，带经 5 天，未腹痛，血块不多。脉弦滑，舌淡红苔薄白，舌下静脉瘀紫。

继用上方加去苍术，加荔枝核 10g。1 个月后 B 超复查肌瘤情况。提示肌瘤未再进展。

自后继用上方 2 个月复查肌瘤 1.2cm×0.8cm。未再痛经，月经量正常。

按：子宫肌瘤中医称为"癥瘕"，多因女性性格忧郁或急躁，肝气郁滞，气滞血瘀，痰湿内阻，胞宫气血运行不畅，日积月累，聚而形成。而肝气郁滞为病因之根本。故处方中以柴胡疏肝散为基础，肝以调畅气机，厚朴健脾化痰，酌情添加夏枯草、橘核、王不留行等行气散结之品。又有三棱、莪术活血散结，希望有形之肿块得以抑制，进而缩小。

五、其他自拟方及常用对药

1. 龙紧合剂

［组成］龙胆草 10g，黄芩 10g，丹皮 10g，猪苓 10g，泽泻 10g，栀子 10g，柴胡 10g，金银花 10g，连翘 10g。

［功用］泻肝经湿热，除下焦湿热。

［主治］肝经实热，症见胁痛，口苦，目赤；下焦湿热，症见小便赤黄，淋浊，阴囊肿痒等。

［适应证］带状疱疹、急性膀胱炎。

2. 养阴生发方

[组成] 丹参 15g，菟丝子 15g，熟地 15g，枸杞子 15g，女贞子 15g，旱莲草 15g，五味子 10g。

[功用] 养阴生发。

[主治] 肾阴虚脱发。

[适应证] 斑秃。

3. 活血丸

[组成] 丹参 15g，桃仁 10g，红花 10g，三棱 6g，莪术 6g，乳香 6g，没药 6g，五灵脂 10g，续断 15g，鳖甲 15g，柴胡 10g。

[功用] 活血化瘀，消癥化积。

[主治] 癥积，症见腹内肿物、质硬、不能移动。

[适应证] 多囊卵巢综合征、子宫肌瘤、痛经等。

4. 断乳方

[组成] 当归 10g，川芎 6g，红花 10g，炒麦芽 10g，蒲公英 30g，甘草 10g。日 1 剂，水煎服。

5. 乳腺增生方

[组成] 柴胡 10，当归 10g，白芍 10g，白术 10g，茯苓 10g，夏枯草 30g，桃仁 10g，红花 10g，香附 10g。水煎服，日 1 剂。

6. 泌尿系感染方

[组成] 瞿麦 10g，萹蓄 10g，苍术 10g，黄柏 10g，生黄芪 15g，车前子 15g。水煎服，日 1 剂。

7. 阴道炎方

[组成] 五倍子 30g，茵陈 30g。

煎水坐浴，日 1 剂，可坐 3 次，温度适宜。

8. 止汗方

［组成］麻黄根 10g，桂枝 10g，白芍 10g，防风 10g。

9. 皮肤止痒方

［组成］地肤子 10g，白鲜皮 10g，茜草 10g。若伴腹泻者加黄连，伴便秘者加金银花 10g，连翘 10g。

10. 益气化瘀方

［组成］黄芪 15g，红花 10g，桃仁 10g，当归尾 10g，川芎 6g，赤芍 10g，地龙 30g。

便秘加生地 10~15g，重者加强活血力量，加鸡血藤 30g，王不留行 10g。可用于慢性肝病，防治肝纤维化。

11. 遗尿方

［组成］白果（打碎）12 粒，桑螵蛸 10g，乌药 10g（幼儿桑螵蛸、乌药用量是成人的 1/3~1/2）。

12. 安胎方

［组成］桑寄生 15g，菟丝子 15g，续断 10g，阿胶 10g，杜仲 10g，黄芩 10g。水煎服，日 1 剂。

13. 关节痛方

［组成］防风 10g，羌活 10g，独活 10g，桂枝 10g，秦艽 10g，鸡血藤 30g。水煎服，日 1 剂。

14. 乌发丸（白发）

［组成］制首乌 15g，五味子 15g，干地黄 30g，桑椹 30g，山药 24g，晚蚕沙 10g，女贞子 24g，枸杞子 30g，神曲 10g。

共研细末，以水泛为丸如绿豆大小，每服 6g，日服 2 次。

15. 生发丸

（1）全秃

［组成］当归 30g，川芎 24g，杭白芍 30g，熟地 30g，天麻 24g，羌活 24g，木瓜 18g，菟丝子 30g。

以上取 6 剂共研细末，以水泛为丸如绿豆大小，每服 6g，日服 2 次。

（2）脱发（脱发、斑秃均可用，脂溢性脱发效果不佳）

［组成］鸡血藤 30g，桃仁 10g，红花 10g，当归尾 10g，丹参 15g，川芎 6g，赤芍 6g，山楂 10g，王不留行 10g。

以上取 6 剂共研细末，以水泛为丸，如绿豆大小，每服 6g，日服 2 次。

16. 卵巢囊肿丸

［组成］当归尾 10g，丹参 15g，五灵脂 10g，川续断 10g，三棱 6g，莪术 6g，乳香 6g，没药 6g，桃仁 10g，红花 10g，赤芍 10g，鳖甲 15g，柴胡 10g。

以上取 6 剂或 3 剂共研细末，以水泛为丸，如绿豆大小，每服 6g，日服 2 次。

17. 息肉（肠、胆、子宫、黏膜息肉）方

［组成］黄芪 15g，党参 10g，白术 10g，升麻 4g，柴胡 10g，当归 10g，白芍 10g，桃仁 10g，红花 10g，王不留行 10g，夏枯草 30g，鸡血藤 30g，丹参 15g，香附 10g，陈皮 6g。

日 1 剂水煎服，或以上 3 剂共研细末，以水泛为丸，如绿豆大小，每服 6g，日服 2 次。

18. 前列腺肥大方

［组成］蟋蟀或蝼蛄 120 只，琥珀 90g，茯苓 60g，萆薢 60g，益智仁 60g，乌药 60g，石菖蒲 60g，甘草 60g。

共研细末，以水泛为丸，如绿豆大小，每服 6g，日服 2 次。

19. 昏迷或神志不清方

［组成］人工牛黄 3g，羚羊角（粉代）10g，丁香 6g，菖蒲 3g，藏红花 7g，麝香 1g。

共研细末，每瓶 1.7g，每服半瓶，日 3~4 次；羚羊角粉量可大。

20. 发育不全（矮小或生殖器发育不全等）方

［组成］熟地黄 30g，茯苓 30g，鹿角霜 60g，菟丝子 30g，补骨脂 30g，韭菜子 30g，淫羊藿 30g，蛇床子 30g，肉桂 30g，枸杞子 30g，肉苁蓉 30g，女贞子 30g，杜仲 30g，山茱萸 30g，鹿茸 15g。

共研细末，炼蜜为丸，每为丸 9g，日 2 次，每次 1 丸，或以水泛为丸如绿豆大小，每服 6g，日服 2 次。

21. 常用对药

（1）茜草 + 白茅根，治疗血尿。

（2）丹参 + 黄芪，治疗肝纤维化。

（3）薏米 + 茯苓，治疗慢性腹泻。

（4）枳壳 + 升麻，治疗胸闷气短。

（5）王不留行 + 香附，治疗乳腺增生。

（6）荔枝核 + 炒橘核，治疗乳腺纤维瘤。

（7）桂枝 + 白芍，治疗多汗怕冷。

（8）葛根 + 黄芩，治疗腹泻大便灼热。

（9）茵陈 + 赤芍，治疗黄疸。

（10）枣仁 + 莲子心，治疗心烦失眠。

（11）荔枝核 + 橘核，治疗乳腺瘤、脂肪瘤、甲状腺结节等。

第四章　医家小传

　　史济招教授 1918 年 1 月出生于江苏溧阳，在家乡度过了令史济招教授难忘的童年生活，后随父母入燕。

　　1935 年，史济招教授从北京贝满女中毕业后本可以直接升入北京燕京大学，但因父母已于 1 年前迁往南京，所以只得放弃了，回南京报考了喜爱的农学系，选择了金陵女子大学生物系和南京金陵大学园艺系，并双双中举。之后选定了后者并交了入学保证金。就在史济招教授等待开学期间，在南京"中央研究院"（即今之中国科学院南京分院）做事的姑父丁文江先生突然派人传信，要她速去上海报考国立上海医学院。丁文江先生是史济招教授小时候最敬佩的一位长辈，他博学多才，掌握几国语言，是一名鼎鼎大名的科学家。姑父还拥有颇具规模的私人藏书室，听说那里面的书姑父都读过。史济招教授对能读这么多书的姑父非常钦佩，每次到他家去时总要遛进那间藏书的大屋子看看。在史济招教授的心里一直觉得姑父比父亲更关心她的成长，因此对姑父的建议十分尊重与珍惜。于是第二天一早便乘火车去了上海。到了上海医学院时，报名即将截止，她可能是最后一名报考者了，没有任何准备的史济招教授就匆匆忙忙地进入了考场。由于史济招教授中学学习功底扎实，基础知识牢靠，最终以第 19 名的成绩考中，当即决定放弃学农而转学医了。

一、坎坷学医路

　　入学后不久，史济招教授了解到学校办学宗旨是培养为广大群众服务的医学人才。还从高班的女同学那里得知这所学校毕业的学生要在公立医院（就是现在的"国立医院"）工作，反对挂牌开私人诊所；要求学生不求名不求利，要济世为怀，翼护万民。这些对一个尚未与社会深入接触的年轻人来说，产生了极深的印象，一直影响了史济招教授的一生。在今后几十年的工作中她牢记在心，从未忘却，并且始终朝着这个方向努力。

1937年"七七事变"，当时南京吃紧，学校放暑假，史济招教授随父亲迁往长沙。此时史济招教授和学校失去了联系。辍学的滋味使得她饭吃不下，觉睡不着。就在史济招教授感到求学前途渺茫的时刻，她意外地遇到了家在长沙的上海医学院同班同学龙烜和黎鳌。从他们那得知湖南有个湘雅医学院。并了解到这个学校和上海医学院一样，也是六年制，并且也是用英语讲课。于是他们商量后决定去那里联系借读。当时湘雅医学院的院长是张孝骞教授，他非常和蔼，也没有太多过问他们在上医读书的情况就欣然答应。后来史济招教授看到在湘雅医学院一处挂着上医校长颜福庆的半身相片，方知颜福庆曾经是湘雅医学院的校长，原来上海医学院与湘雅医学院是一脉相承的两所医学院，难怪张孝骞教授会欣然同意他们进入湘雅医学院借读，张孝骞对上海医学院学生水平也是深有了解的。在湘雅医学院的日子里，她（他）们同样受到了良好的教育。每当想起这段借读的时光，史济招教授都对张孝骞校长充满感激之情。由于湘雅医学院的接纳，使史济招教授的学业没有间断，这对史济招教授的今后成长起了很大作用。

战争期间的上海医学院迁至昆明，1939年9月史济招教授辗转到昆明终于回到母校。1940年又随母校去了重庆，在母校教学医院实习，于1941年毕业。毕业后，先后两次进入母校进行历时三年多的内科住院医师训练。后就职于重庆仁济医院内科、上海沪东医院内科。这段时间正是培养住院医师理论联系实际的重要阶段，也为后来的史济招教授能扎实地从事临床和科研工作打下了良好基础。

1949年的一天，史济招教授接到"组织"派人送来的船票，让她去香港接丈夫计苏华，并告知接到丈夫后不要再回上海……

二、登堂入室的历练

在组织的安排下，史济招教授陪同丈夫入京参加第一届全国自然科学工作者大会的筹备工作。当时史济招教授的任务是负责代表们的健康保健工作。随后3年多的时间里也是因为丈夫工作的原因曾就职于山东医学院、全国政协筹备处医院。直到1953年组织决定安排她到北京协和医院工作。当史济招教授接到这个通知时，既兴奋又紧张。兴奋的是北京协和医院是全国医学技术顶尖的医院，是医学精英集中的地方。在那里可以学习新知识，可以接触更多患者，对自己专业发展、理想实现无疑是最好选择。紧张的是，毕竟离开教学医院工作已多年，以往工作的医院又没有细分专业，去协和医院能胜任吗？但这一顾虑很快打消了。她深信只要自己努力学习，勇于付出，勤于实践，相信自己一定能够胜任协和水平的医疗工作。更有惊喜的是在协和医院内科报到时，意外地发现内科主任竟然是在抗战时期借读的湘雅医学院校长张孝骞教授，真是喜出望外，高兴得一整夜没能入睡，她对自己的前途更有信心了……张孝骞主任当即将史济招教授安排在他的教研组即胃肠病教研组，并指定以肝胆病作为主要研究方向。

协和医院确实是培养人才的好地方，学术气氛浓厚、活跃。有全院医师参加的临床病理讨论会、疑难病例讨论会；有教研组内病例讨论会、学术文献报告会。除临床工作外，史济招教授的重点工作是阅读肝胆方面的文献，此外还有实验室的研究工作。在张教授的指导下，完成两项肝功能研究。一项是血清絮状反应试验在临床上的应用，另一项是门脉性肝硬化血清蛋白纸上电泳的研究，均发表在《中华内科杂志》上。除此之外，凡是教研组见到的肝胆病例，具有在杂志上发表价值的，大多都交给史济招教授整理。在整理的过程中时常需要阅读参考文献，数量从十几篇到几十篇不等，这对史济招教授的业务提高起了很大的推动作用。当时张孝骞教授是《中华内科杂志》的主编，他要求史济招教授参加杂志的编审工作，任杂志的编委。这一切都给史济招教授快速融入这个专业集体、提高业务能力创造了极好的条件。那时的史济招教授经常是最后一个离开病房和图书馆的人。听她的女儿说，妈妈整天在医院上班，似乎星期天都上班，早上我们没醒她就上班了，晚上我们睡了，她还没有回来。我们很少有机会和妈妈说话……

三、走上中西医结合之路

1955年，在党和政府号召西医学习中医的大环境下，协和医院建立了中医办公室，名中医袁鹤侪、施今墨两位先生走进协和医院，这在当时也是协和医院的一件大事。出于对两位名中医的尊重与对西学中的重视，医院派史济招教授半脱产接送老师、陪同临诊。这对于一个西医院校毕业，对中医一无所知的她，遇到了新的挑战，当然医院能将这一重要的任务交给史济招教授，也足以说明医院对她的信任。加之那个年代能否服从领导、响应党的时代召唤是衡量一个人是否要求进步的重要标志，史济招教授接受了任务。

由于当时"中医不科学"的舆论在西医学界还比较普遍，这对史济招教授的影响较深。于是对于这一直接与名医共同临诊的学习好机会，史济招教授并没有把握好，收获也是寥寥无几。后来（1955年末）两位老师相继离院，史济招教授也回到内科工作。她曾经回忆说："我被批准回科时，非常高兴，像是将一块石头从肩上抛掉……"当时她把《内经知要》一丢，再也没有翻过。3年后，1958年，党中央发布了对卫生部党组"关于组织西医离职学习中医班"总结报告的批示，《批示》特别强调指出"这是一件大事，不可等闲视之"。于是全国迅速掀起了西医学习中医的热潮，并举办了全国西医脱产学习中医学习班，学习时间要两年。有之前陪同名中医进院的前辙，派史济招教授脱产学习中医自然被院领导首先考虑。这时史济招教授产生了激烈的思想斗争，因为这意味着她要改行……但后来知道除自己外还有20名其他科室及院所的主治医师及基础医学研究人员也被派遣学习中医，史济招教授意识到这是一项非常重要的任务，她没有理由拒绝。

中医学，对史济招教授来说是一个完全陌生的医学体系。她古文基础不精，学习四部中医经典著作感到很吃力。但"世上无难事，只怕有心人"，既然走上了这条路，就要付出努力，走出精彩。终于，在1959年7月完成了中医理论部分的学习任务，并对中医开始入门了。当然这只是万里征程走出的第一步，有许多问题仍只有一知半解。庆幸的是理论学习结束后，史济招教授被派到云集着不少名医的南京中医学院附属医院（现南京中医药大学附属医院）实习。那里的师资力量较强，有一套很好的理论联系实际的教学方法。老师们结合有效病例讲解选方用药的思路原则，也就是这些有效病例纠正了她的"中医不科学"的看法。可以说这一次的实习是她正式走上中西医结合道路的起点。

由于医院中医办公室（中医科前身）没有细分专业，每天会接诊各种各样的病人，此时中医学辨证论治与整体观念的特点优势得以凸显。

在跟随著名中医李重人学习期间，亲身领略了老师的中医功底，体验了中医辨证论治与整体观念优势。有位慢性肝病病人久治不愈，经过李老师的辨证分析，并非肝痛医肝，而用补中益气汤加减处方。结果不仅症状明显好转，连肝功也恢复正常。这一结果给予史济招教授影响很深。此后，史济招教授用补中益气汤加减陆续治愈了很多慢性肝病人，对其中治疗资料完整的20例气虚型慢性肝炎病人进行分析总结，其结果更使史济招教授对中西医结合充满信心。并将其发表于医学杂志上，以提高医学界同仁对中医辨证论治与整体观念特点的关注与运用。

后来的临床实践中发现补中益气汤具有个多功能，尤其对于一些难治之症用了补中益气方收到了意想不到的效果。为什么补中益气汤具有如此广泛作用？史济招教授带着这个"为什么"，查找有关补中益气汤及其中单味药的实验研究文献，为补中益气汤的多种功效找到了足够依据，也对该方用于多种疾病更有底气。

中医学的整体观念对史济招教授影响很大。她常说，对临床出现的异常特征，不能轻易地认为是偶然或孤立现象，而是应从整体观念出发，通过实践不断地观察、思考、探讨本质。正是在这种观念指导下，运用西医科研方法分析了945名常规查体人员查体资料。首次提出"慢性肝炎患者的瘤及瘤样增生发病率远较无肝炎病人为高"的学术观点，该观点引起国内外学者的极大关注。在此观察结论的支持下，史济招教授在治疗"瘤"病时同时关注对肝病的治疗。又结合中医学对"瘤""肝病"的病因病机分析，运用疏肝活血、散结消肿治疗法则。组拟治"瘤"基本方，疗效得以大大提高。

史济招教授还在接诊大量病人中发现了非炎性发热、血管栓塞、免疫复合物疾病以及获得性免疫缺陷所致的炎症常常同时伴有肝病。这些症候与肝炎的发病过程有一定关系。倘若仅从单一症状治疗常常不能收到理想效果。而运用了对慢性肝病有疗效的方剂如补中益气汤作为基础方，再针对肝外症候结合中医辨证减加药味，既获近期疗效，又解决了复发的问题。

史济招教授曾经对采访她的记者说，她一生中，最高兴、最感到欣慰的事，是学了西医，又学了中医。作为中国著名的中西医结合肝病专家，史济招先后被邀请到美国和柬埔寨。史济招到了美国，受到美国医学界的推崇和敬重，因为作为中美文化和学术交流，曾被邀请到美国的医学专家有中医、西医，但作为中西医结合的权威性专家，史济招教授还是第一位。史济招教授还受周总理直接委派为西哈努克亲王的母亲诊病。当时西哈努克为其母亲治病遍请许多的名医，但母亲的病不见好转。于是他想到了中国的中医，便向周总理求助。接受了使命和重托的史济招教授以她丰富的临床经验及中西医两方面的高超医术，使患上"疑难病"的亲王母亲脸上重展笑容。在史济招教授一行回中时，西哈努克亲王，按照国内最高的礼节，授予了史济招和她的同仁柬埔寨科学院的奖牌。

临床医生最幸福的时刻，莫过于解除患者的痛苦，取得病人的信任。史济招教授以中西医结合的方法，多次使病人获益。由此，她的病人也越来越多，以致影响她的休息，但她总是来者不拒。尤其她退休之后，来医院的时间减少，可她的家门经常会被病人敲开……

四、创建、发展中医科

1961年协和医院取消中医办公室，正式成立中医科，由史济招教授主持工作。当时史济招教授的主导思想非常明确。一定在中医科这块阵地上搞好中西医结合。

中西医结合谈何容易，这是一条前人没有走过的路，从事中西医结合，就要求必须具备坚实的中医和西医两方面的理论基础和临床实践经验。在西医方面史济招教授已经有了坚实的理论基础，又有十几年的内科临床经验，加之其他几位西医功底较强的西学中的医生协助，因此对中医科的西医力量史济招教授并不担心。但在中医方面史教授还是初出茅庐，没有独立工作的能力。而且医院交给她的是一个科室，作为一个学科带头人直接影响的是学科的发展方向，为难情绪不断冲击着她。幸运的是原卫生部十分重视综合医院中医专业的发展，派来了著名中医任应秋、李重人、陈慎吾三位老师前来医院协助办好中医科。这一次史济招教授紧紧抓住这非常难得的机遇，带领全科人员与老师面对面交流。三位老师满腔热忱，结合病例进行生动的授课。尤其陈慎吾老师是研究中医《伤寒论》的著名学者，他经常理论联系实际，把宝贵的选方用药经验毫不保留地传授于中医科的每位医生，使中医科整体的中医水平得到迅速提高。史济招教授根据中医科组成人员的特点及来中医科前的原有专业情况，要求科内主治医师以上资格的医生，依据其专业侧重，组成专业小组。各专业小组定期组织专业文献报告会。报告会上每个人都要汇报阅读医学杂志的收获，从不同的角度认识、了解本专业学术发展新动向，以使中医科充满浓厚的学术氛围。对中医科的今后稳步发展打下了良好的基础。

史济招教授认为中医要获得持久发展，就应深入研究中医本质，因此提出用西医检测手段认识中医，期待中医的某些理论概念获得科学依据。在她的潜心策划下成功地建立起中医科实验室。为使实验室切实地为临床研究服务，支持具有高等学历的临床人员去检验科学习，去国外进修，为实验室与临床科研密切结合创造条件、打下基础。之后医院的很多研究生课题都是在该实验室协助下完成。血液流变学与中医某些疾病血瘀证关系的研究获得医院科技成果三等奖。

史济招教授还提出综合医院的中医科必须有自己的病房，在她的积极努力下，1979年协和医院中医科病房诞生，并建立起规范的病房管理制度，为之后中医科在协和这所综合性西医医院有了一定地位，具备了从事医教研工作的基本条件，以致今天能够成为北京市示范中医科、全国综合性医院中医药工作示范单位，奠定了良好的基础。

史济招教授首先提出中医除独特的传承方式，也应结合西医人才培养方式招收临床研究生，成为协和医院中医科和其他西医科室一样招收研究生的第一人。此后一届届中西结合的研究生从中医科走出，成为优秀的专业人才。

为提高科室人员科研素质，同时也希望让中医学面向世界，提高中医师的对外交流能力和水平，史教授曾针对中医术语如何用英文表达自编教材，举办科内中医学习英语学习班。

如今的中医科已成为医、教、研全面发展的优秀科室，并继续向更高的台阶迈进。